眼睛好，世界才明亮

给孩子的爱眼书

于 刚 ◎著

U0320523

天津出版传媒集团

天津科学技术出版社

图书在版编目（CIP）数据

眼睛好，世界才明亮：给孩子的爱眼书 / 于刚著
. --天津：天津科学技术出版社，2020.5
　　ISBN 978-7-5576-7527-1

　　Ⅰ. ①眼… Ⅱ. ①于… Ⅲ. ①儿童－视力保护 Ⅳ.
①R779.7

中国版本图书馆CIP数据核字（2020）第046411号

眼睛好，世界才明亮：给孩子的爱眼书
YANJING HAO，SHIJIE CAI MINGLIANG: GEI HAIZI DE AIYANSHU
责任编辑：孟祥刚　　刘丽燕
责任印制：兰　　毅

出　　版：天津出版传媒集团
　　　　　天津科学技术出版社
地　　址：天津市西康路35号
邮　　编：300051
电　　话：（022）23332490
网　　址：www.tjkjcbs.com.cn
发　　行：新华书店经销
印　　刷：山东岩琦印刷科技有限公司

开本 880×1230　1/32　印张7　字数129 000
2020年5月第1版第1次印刷
定价：48.00元

人们说，世界最美好的样子在孩子的眼睛里。

40 载的从医经历，让这种美好在我的脑海里印刻得无比清晰——我见过无数双孩子的眼睛：纯洁、清澈、对世界充满渴望，无一例外。

不幸的是，由于种种原因，有些孩子眼中的世界是朦胧的、模糊的，甚至晦暗的。很多孩子一生都要生活在漫漫黑暗中，这种痛苦，是一个拥有正常眼睛和视力的人永远无法感同身受的。

记得很多年前，一次出门诊的时候，一对年轻的农村夫妻带来了一个宝宝，确诊为视网膜母细胞瘤，也就是"眼癌"。

当时医疗条件有限，这种情况，只有摘除眼球才能保命。

我交代完病情以后，小夫妻痛哭一场，离开了。

没过多久，保卫处给我打电话说："垃圾箱边有个弃婴，眼睛包着纱布。"

我有种不祥的预感，马上冲过去，打开纱布，看到了那双刚刚被我确诊为"眼癌"的眼睛，正无辜地、一眨一眨地看着我，孩子没有哭。

那一瞬间，一个强烈的念头笼罩着我：如果孩子不用摘除眼球，是不是就不会被遗弃？

于是，我带着团队花了 5 年时间，攻克了这个医学难题。

现在有 84% 的眼癌宝宝可以不用再摘眼球了。

生而为医，重重难关的背后，推动我前进的是一双眼睛，一双我再也不想在垃圾箱旁边看到的无辜的眼睛。

近 40 年来，无数我接诊过的孩子在黑暗降临前被拉回阳光地带，重新看清了美丽的世界。孩子们眼中的那束光未曾熄灭。对这一切，我充满感恩。

童年的视力状况往往会伴随孩子的一生，孩子的视力保护迫在眉睫，而家长们往往不知道从何做起，最终耽误了孩子们的最佳治疗时机。

现在的医疗和科技日趋成熟，只要照着做，就可以让孩子不得近视，甚至得了近视也可以控制住。

我，一名眼科医生，将 40 年来的经验与真实故事都写在了这本书里。我的初衷是让更多的家长掌握科学的防控方法，注重生活的小细节，让孩子的近视来得晚一些、再晚一些。

写科普知识会经历枯燥、漫长的熬煎，对一个心怀希望的眼科医生来说，一定要"慎始而敬终"。好了，几经磨砺，终于完稿，希望这本书能对您的孩子有所帮助。

2020 年春

目录

第 1 章

视力进化论

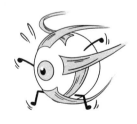

● 近视是一种慢性病

不知道你有没有注意到，现在戴眼镜的孩子越来越多，年龄也越来越小。

中学课堂里一头扎进书本的孩子们，鼻梁上也架着眼镜；

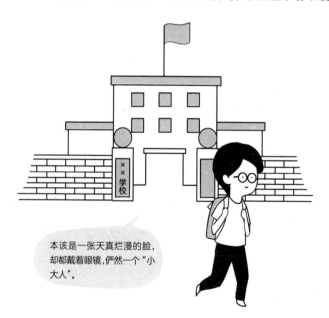

本该是一张天真烂漫的脸，却都戴着眼镜，俨然一个"小大人"。

小学操场上蹦蹦跳跳的孩子们，小小的鼻梁上架着眼镜。

本该是一张张天真烂漫的脸，却都戴着眼镜，俨然一个"小大人"。对家长们来说，让孩子戴眼镜也是无奈的选择，着实让人心疼。而更令人遗憾的是，戴眼镜这件事，很可能将会伴随孩子的一生……

众所周知，想要拥有好的视力，就要多往远处看，眼睛要省着用，尽量减少近距离用眼时间。

也许你会想，我们已经要求孩子经常往远处看了，为什么孩子还是近视？

事实上，正是父母落入了这种"我已经做到了"的思维陷阱，才导致孩子视力变差的悲剧依旧不断上演。

其实，除了个别先天性眼疾患儿，绝大多数人生下来时视力都是正常的。就算近视会遗传，也只能说明如果父母都是近视，孩子得近视的概率更高，会更容易近视，但这种遗传概率也不是 100% 的。所以，在阻止或者尽量延缓近视来临这件事上，父母还是可以有所作为的，但它并不只是让孩子往远处看这么简单。

事实上，随着眼睛科学的发展和技术的进步，我们已经有了一套科学的参数来监测孩子的视力发展轨迹；有了一套完整的方法论去干预近视的发生，即便孩子已经得了近视，如今的技术也有办法让孩子的近视发展速度得到有效的控制。更有长期的实践经验可以让我们知道，日常生活中孩子用眼应该注意什么，存在着哪些不为人知却造成孩子视力改变的小细节。

遗憾的是，这些有效阻止或控制近视发生的方法并不为大众所知晓。孩子近视了，家长的处理方法通常也只是让孩子戴上眼镜，或者设想"将来做个近视矫正手术"。

孩子视力问题的另一方面也常常被忽视：除了广为人知的近视之外，孩子的视力问题还包括远视、斜视、散光、屈光参差和弱视，等等。

如果家长可以用科学的方法和手段加以干预，让这些问题不发生，为什么不一起来做一做呢？

● 你需要先了解"眼睛的构造"

　　看待事物需要一分为二，分清"表面现象"和"内在本质"的区别。对待孩子的视力问题，我们需要做的就是从表面的现象入手，去解决内在的根源性问题。

　　比如说，孩子看不清楚东西了。

　　"看不清楚东西"就是表象，实质很可能是孩子的眼睛生病了。我们不能简单粗暴地给孩子配个眼镜，单纯去解决"看不清楚"的问题，而是要解决"眼睛生病了"的问题。把眼睛生病的问题解决了，看不清楚的问题也就解决了。所以，解决造成疾病的根源性问题才是解决"看不清"这件事的关键。

　　要解决本质问题，我们首先应该知道眼睛的结构是什么样子。

　　其实可以把孩子的眼睛比作一个照相机。在我们的眼睛里边有一个"调焦系统"，它是由一系列肌肉组织，包括睫状肌、晶状体、悬韧带联合组成的。这个调焦系统，就像照相机的调焦系统一样，依赖它对晶状体的适度调节，才能保证我们看到

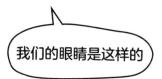

我们的眼睛是这样的

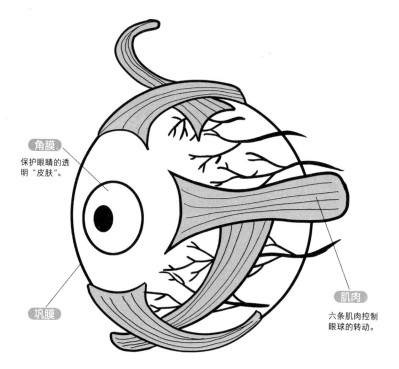

角膜
保护眼睛的透明"皮肤"。

巩膜

肌肉
六条肌肉控制眼球的转动。

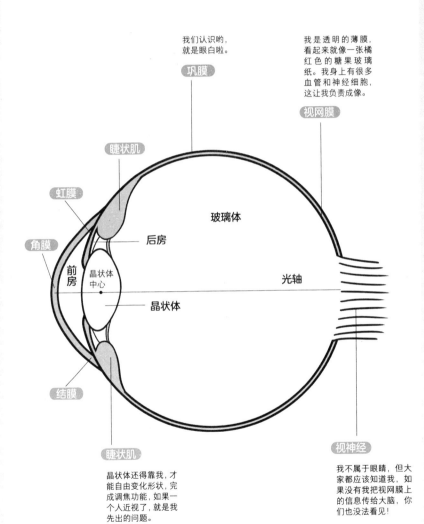

我们认识哟，就是眼白啦。

巩膜

我是透明的薄膜，看起来就像一张橘红色的糖果玻璃纸。我身上有很多血管和神经细胞，这让我负责成像。

视网膜

睫状肌

虹膜

玻璃体

后房

角膜

前房

晶状体中心

光轴

晶状体

结膜

睫状肌

晶状体还得靠我，才能自由变化形状，完成调焦功能，如果一个人近视了，就是我先出的问题。

视神经

我不属于眼睛，但大家都应该知道我，如果没有我把视网膜上的信息传给大脑，你们也没法看见！

的东西在视网膜上清晰成像。

蓝色的是睫状肌，白色的是晶状体，睫状肌收缩和松弛，晶状体就会一凹一凸的，这样才能保证远处和近处的物体的聚焦都是清晰的。

我们的角膜相当于镜头前的滤光镜，起着保护的作用；巩膜则相当于照相机的外壳，也起着保护的作用；瞳孔相当于照相机的光圈，进行景深的调节；而晶状体则是一个变焦镜头，负责聚焦，并将图像投射到视网膜上。

孩子视力发展的秘密

人不是从一出生就拥有完美的视力的，而是在幼年和青少年时期，随着身体的发育、营养的获取、年龄的增长而逐渐获得正常视力的。

我曾经在诊室遇到过一个带着孩子的母亲，她忧心忡忡地拿着孩子在幼儿园的体检单前来问询："于主任，我孩子近视了，您看看她多少度，给配个眼镜吧。"我看了看体检单上写着 0.8 的数值，又看了看面前身高 1 米左右的孩子，问道："孩

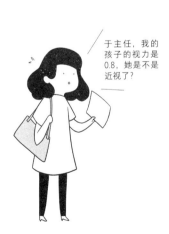

于主任，我的孩子的视力是0.8，她是不是近视了？

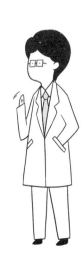

子几岁了？"

妈妈回答："4 岁。"

我安慰孩子妈妈说："孩子在 4 岁这个年龄，0.8 的视力是正常的，如果你还是不放心，我可以安排孩子再做几个检查，不要一看不是 1.5 的视力，就急着判断孩子近视了，着急给孩子配眼镜。现在孩子视力还在发育期。"

所以，不要过早地给孩子的视力下定论，让我们先看一下各个年龄段孩子的普遍视力情况。

了解了孩子视力的发展规律，会让家长们更容易理解，在孩子的不同年龄阶段，我们应该用怎样简单易操作的方法，去干预和引导孩子的视力朝着完美视力的方向发展。

有的家长会说，我的孩子已经很大了，错过了视力的发育

婴儿阶段

只能看清楚 20 厘米以内的东西。

半岁左右

视力处于 0.06 ～ 0.08。

1 周岁

视力处于 0.2 ～ 0.3，从这个阶段开始，视力开始慢慢发育。

期，我还能做什么吗？关于这部分内容，我会在第二章里给出保护视力的详细指引。

在孩子 6 岁之前，医学上还有一个比较简单的公式可以作为孩子正常视力的参考，即：

$$孩子应有的正常视力 = 年龄 \times 0.2$$

3 岁以下的孩子不认识视力表，又该如何判断孩子的视力呢？

现在已经有了给低龄儿童专用的视力表，与我们熟知的视力表不同，低龄儿童专用的视力表是用卡通图案标示的，它更能够吸引孩子的注意力，在一定程度上可以获得孩子视力

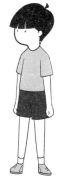

6 周岁以后

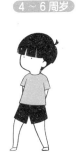

4 ～ 6 周岁

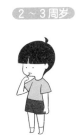

2 ～ 3 周岁

视力达到 0.6，这个阶段是孩子视力发育的敏感期，又叫窗口期，是最关键的时期。

视力处于 0.8 ～ 1.0，这个阶段视力趋于完善，从这个阶段一直到成年都保持着这个标准。

视力的发育基本完成。

的真实数据。

　　我接诊过很多 3 岁前就来测视力的孩子，家长都是通过这种自测方法早早地发现了自家宝宝的视力问题，从而得到了及时有效的治疗。

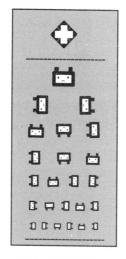

儿童（图形）视力表

孩子的"视力银行",让孩子视力富足的宝藏

人体本身是一台构造精密的仪器,一出生,每个孩子的眼睛都被赠予了一个礼物,我们叫它"视力银行"。

孩子从出生开始,眼轴只有 20 ~ 22 毫米,也就是说,每个孩子一出生就拥有 200 ~ 300 度的远视,这便是上天对每个孩子的恩赐,当孩子长到七八岁的时候,眼轴的长度便基本定型为约 24 毫米了,已接近成人水平。

年龄段	眼轴	释义
出生开始	20~22毫米	每个孩子从出生就有200~300度的远视
7~8岁	23~24毫米	眼轴长度已接近成人水平

这 200 ~ 300 度的远视,这就是我们说的"视力银行",也叫作远视储备。随着孩子逐渐长大,眼轴会逐渐增长,直到达到成人的正常水平,这个在医学上叫作孩子的"正视化过程"。

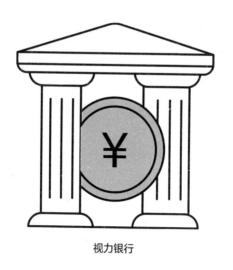

视力银行

我们引入"银行"的概念，是因为很多孩子长时间近距离地用眼，过早地消耗掉了远视储备，导致远视储备不足，医生会把它形容成"孩子视力银行的储值不足"。作为医生，我最心痛的就是孩子还没有等到视力正视化过程完成，就已经用完了视力储备。从这个时候起，父母就要格外注意孩子视力的变化，因为孩子的储备已经用完了。

所以，我建议 2 岁以上的孩子，每天最多看电子产品 40 分钟，且分两次进行，每次不超过 20 分钟。这里教你一个小妙招：现在的电视都有儿童模式，可以把每次观看时间设定为 20 分钟，20 分钟后电视会自动暂停，这样你就可以强制孩子休息放松了。

● 什么是真正意义上的近视？

到底什么是困扰人类这么多年的近视呢？你去问那些戴眼镜的人，他们恐怕都无法给出一个准确的答案，你得到的回答可能只是一句"看不清楚呗"。

发生近视的过程是缓慢而不易察觉的。试想一下，如果看东西一离得近，眼前就立刻模糊了，相信也不会有人近距离看书了。正是因为这种不易察觉性和眼睛的自我适应能力，不知不觉中，眼睛为了适应孩子长期近距离用眼的生活需求，便发生了形状上的改变。

所以说，近视是一种疾病，是一种眼睛生理上的改变。

去年，我接到过一个 10 岁孩子的电话，孩子说："于刚爷爷，前段时间我听北京电视台《我是大医生》栏目里头，有个医生叔叔说，近视眼的眼球会长得像冬瓜一样，您说说有这回事儿吗？"

我说："小朋友，我先问你一个问题，你有没有近视呢？"

孩子说："我只有 100 度近视。"

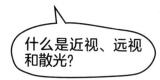

什么是近视、远视和散光？

如果焦点落在视网膜的前方，就是近视；

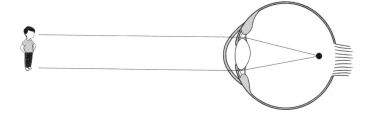

焦点落在视网膜后方，就是远视；

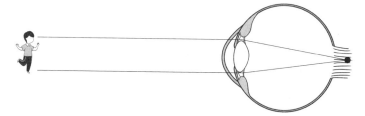

也可能是完全不能聚焦成一点，那就是散光。

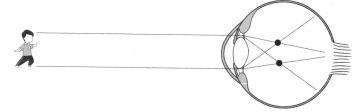

我说："那你的眼球就像一个西瓜一样。"

孩子好奇心重，问："这是怎么回事儿呢？"

我耐心地跟她讲："一般情况，小宝宝出生以后都有300～400度的远视，随着小宝宝逐渐成长，这种远视的度数会变小，一般当宝宝7岁的时候，眼球就会发育得像一个西瓜的形状一样。要是不发展成近视，或者只近视一点点呢，那眼球就会像你现在一样，是一个西瓜的形状。"

小朋友又问："那什么时候，眼睛就会长得像冬瓜一样呢？"

我说："我们眼睛的近视度数每增加300度，眼睛里有一个叫'眼轴'的小横线会变长一毫米；如果增加了900度近视，这个眼轴就变长3毫米。你想象一下，如果这条小横线变长了，这时候眼球就会变成冬瓜一样啦。"

小朋友再次追问："那什么情况下，眼球就会变成像倭瓜一样？"

我告诉她，如果近视眼超过1000度，这个时候，眼球就长成了丑丑的倭瓜的样子，这可是眼睛的大麻烦了。我叮嘱这位聪明的小朋友，回去要告诉周围的小伙伴，一定要注意用眼卫生，保护好眼睛，千万别让眼球长成像冬瓜和倭瓜一样啊！

从医学角度解读这个故事是这样的：理想状态下的眼球是一个圆球，像一个圆圆的西瓜，青少年眼轴的长度大约是24毫米，但是由于看近距离东西时不注意、随意看、连续看、不节

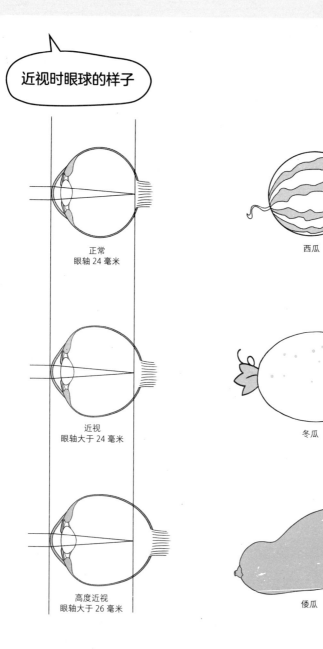

近视时眼球的样子

正常
眼轴 24 毫米

西瓜

近视
眼轴大于 24 毫米

冬瓜

高度近视
眼轴大于 26 毫米

倭瓜

制地看，眼睛为了适应将近距离的东西准确投影，眼球的形状就会慢慢发生改变，变成了鸡蛋的形状，也就是说由圆的西瓜变成了长冬瓜，这种改变会使得眼轴的长度大于 24 毫米。

　　这时，如果孩子用眼还是没得到很好的控制，让近视逐渐变成高度近视，直至发生一种特殊的近视叫"病理性近视"，眼球上就会出现葡萄肿，原本圆形的眼球变成了椭圆形，并且在椭圆形上会出现不规则的隆起，这时眼球就变成了形状不规则的倭瓜。

　　从西瓜到倭瓜这种形状的改变，就是我们说的眼轴的增长，即近视的发展过程。

　　眼轴的改变，就是我们说的近视的进展导致的。

● 孩子视力好≠眼睛健康

很多带孩子来就诊的父母经常会误解一个概念，那就是"视力好，眼睛就好"。

真的是这样吗？

从专业角度讲，我们常说的视力只是视觉功能（简称"视功能"）的一部分，然而综合来说，视力还包括：光觉、色觉、立体视和对比敏感度。

我这样解释一下可能更容易理解：

孩子的视功能分为三级，如下图所示。

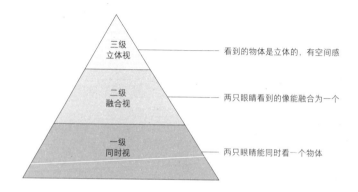

三级
立体视 —— 看到的物体是立体的，有空间感

二级
融合视 —— 两只眼睛看到的像能融合为一个

一级
同时视 —— 两只眼睛能同时看一个物体

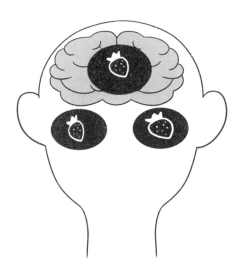

如果双眼的屈光度相差 300 度，就算是看同一个物体，左右两只眼睛看到的图像也有差距。

　　视功能出现问题的孩子不一定视力就不好，比如一只眼睛视力为 1.0，另一只则为 0.1，这时孩子是可以看清事物的，但他只是用单眼看，没有一级视功能，不能双眼同时视，更不用说融合视和立体视了。

　　特别强调的是，如果发现孩子的两只眼睛的视力不均衡，甚至相差甚远，家长要给予高度重视。换一种比较容易理解的说法是，如果孩子只用那只视力相对比较好的眼睛看，而那只视力不好的眼睛就不用了，最后导致的结果往往是，那只不用的眼睛丧失掉了眼睛的所有功能。

　　就像一个科学家用兔子做的实验一样，从幼崽时就堵住兔子的两只耳朵，不让它听到任何声音，那么等兔子长大了，拿掉兔子耳朵上堵的东西，这时的它是听不到任何声音的。这并不是由于这只兔子的耳朵功能不全，而是因为它的这只耳朵自出生后久置不用而导致了听力退化。

　　儿童由于出生后眼睛存在某种异常，最后导致眼球不能用，视力不发育，这就是我们所说的弱视。

　　父母千万不能把弱视和近视相混淆，弱视的危害比近视要大无数倍，关于这一点，第 7 章中会做详细的介绍。

　　那么如何鉴别弱视和近视呢？当怀疑孩子有可能已经近视的时候，一定要带孩子到正规医院，请专业的眼科医生及视光师通过准确的光学矫正后，排除弱视的可能性，才能确诊为近视。

孩子看不清楚东西，是近视造成的吗？

实际上并不是这样。

导致孩子视力不好的原因有很多，例如远视、散光、弱视、先天性白内障、先天性青光眼、遗传性黄斑病、视神经病甚至视网膜母细胞瘤（也就是我们眼科医生所说的"眼癌"）等，这些原因都可以造成视力下降。如果一味地把上面这些眼睛的问题都当成近视，简单配副眼镜了事，很可能就耽误了孩子眼病的治疗。所以，如果家长在日常检查中发现孩子视力下降了，就需要把孩子带到医院进行详细检查。

另外，如果通过检查初步诊断孩子确实存在近视，这个时候我们就需要给孩子做进一步检查——散瞳验光，通过给孩子的眼睛滴一种散瞳药水，麻痹睫状肌对孩子眼睛的调节，以排除假性近视的可能。

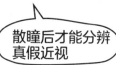

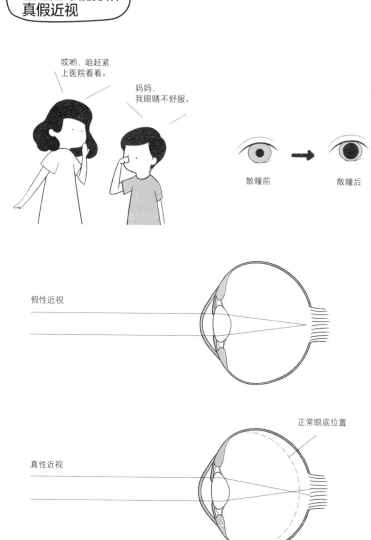

门诊工作中我们曾遇到过这样一个小患者，年龄 3 岁左右，我们给她做了电脑验光，初步检查了一下，检查结果显示：右眼近视 600 度，左眼近视 400 度，裸眼视力，也就是不戴镜时双眼视力都是 0.5。

因为孩子年龄小，我们怀疑她眼部的调节力过强，测量视力的结果不准确，就建议给孩子进行散瞳，用阿托品眼用凝胶连续点 3 天，进行慢速散瞳。

3 天后检影验光结果显示：右眼近视 75 度，左眼近视 125 度，双眼裸眼视力 0.6。

这个年龄的孩子有远视储备是正常的，我给出的治疗建议是，让孩子注意用眼，定期复查。

从结果上可以看出来，散瞳前后的度数相差很大。现在一般验光配镜的地方都有电脑验光仪，有的时候家长给自己配眼镜时，会心血来潮地让孩子测一次试试。看到验光单上显示孩子近视了，家长就变得紧张和焦虑。其实大可不必，如果觉得孩子视力有问题，就带着孩子来医院，医生检查后会告诉你到底发生了什么，以及你应该怎么做。

第2章

给孩子一双
明亮的眼睛

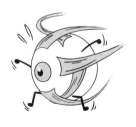

● 导致孩子近视的原因

遗传因素很关键

近视有一定遗传倾向，但对一般的近视来说，这种遗传倾向不是很明显。因为遗传原因导致的近视，一般发生得会比较早，有的孩子 10 岁就已经达到 600 度以上的近视了，甚至有的孩子 2 岁就达到了上千度的近视。

如果父母一方近视，那么孩子近视的发生率在不受干预的情况下是 24% 左右；如果父母双方高度近视，孩子近视的发生率在不受干预的情况下是 90% 左右。可见，如果父母双方都有高度近视的话，孩子的近视发生率会大大增加。

那么，在早期用科学的方法进行干预，把近视的防控工作做好，就会使孩子患近视的概率大大降低——想让孩子不近视，父母还是大有可为的。

如果孩子的父母都有高度近视，那么最好在孩子 6 个月大的时候就带着孩子去医院进行屈光筛查，每半年复查一次，让医生对孩子的视力发展进行定期监测，并提供专业的近视

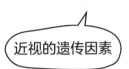

近视的遗传因素

父母双方高度近视

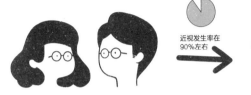

近视发生率在
90%左右

父母一方高度近视

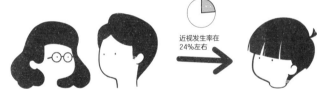

近视发生率在
24%左右

父母视力正常

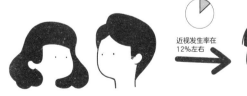

近视发生率在
12%左右

防控意见。

如果是一个有经验的小儿眼科医生，就会为你的宝宝建立一个视力档案，这样你走到哪家医院，你孩子的视力变化，接诊的医生会一目了然的。

视力档案里边一定要有爸爸、妈妈的各种眼睛检查的数据在里边，这样会为孩子视力的发展提供进一步的数据支撑。

我从 20 年前就开始倡议"孩子的视力要提早并定期检查"，而且是越早越好，在孩子没近视的时候，我们有手段和方法让近视不发生，在孩子刚刚开始近视的时候，我们也有手段和方法让孩子的近视发展得到很好的控制。

我记得十多年前，有一对父母带着 8 个月大的孩子来找我看视力，我问："孩子这么小，怎么了？"

母亲回答："我 400 度近视，我老公 800 度近视，我们俩有了孩子是件高兴的事，但是有了孩子，我们又开始担心孩子会遗传近视，我们有什么办法可以让孩子不近视吗？我们俩已经戴了半辈子眼镜了，不想让我们的孩子再戴眼镜。"

虽然孩子才 8 个月大，还不会表达，但是从医学上早就有仪器可以判断孩子的视力情况。一系列检查的结果显示，孩子当时的视力是正常的。

我跟孩子父母说："不用太担心，只要按时带孩子来医院进行检查，我们一起给孩子做好近视的防控，想让孩子不近视，是有可能的。"

从此之后，每 3 个月到半年，这对夫妻都会带着孩子来复查眼睛，如今这个孩子已经 11 岁了，视力保持得非常好，还是 1.0。

所以，我建议一般在孩子 3 岁的时候，不管父母是否高度近视，都要对孩子的视力进行监测，因为 3 岁孩子通常已经学会表达，能够认识视力表，家长给孩子定期做视力检查就更方便了。

如果发现孩子视力不达标，就需要带孩子去医院进一步确诊，再根据孩子的具体情况制订治疗方案。

人类进化催化了近视的发展

在远古时期，我们的祖先是不看书的，当然，那时也没有书，即便是那些从事削箭头或者其他精细工作的人，也不会一干就是一整天，总要去打猎、捕鱼，维持生计。

可能你会有疑问，古代没有电子产品，古人会得近视吗? 也会!

比如北宋文学家欧阳修就近视得很严重，甚至影响到了读书。他的解决方法呢，就是每天找别人念书给他听，方法"简单粗暴";还有一部分人则使用放大镜看字。但显然，这些都是大户人家的专利，穷人既雇不起人念书，又买不起放大镜，最多只能用针灸治疗，放松一下眼部肌肉，但其实也没多大用处。

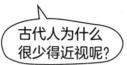

古代人为什么很少得近视呢？

我们不看手机、电视，也没有电子游戏机玩啊。

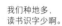

我们种地多，读书识字少啊。

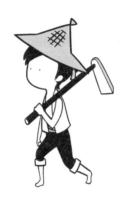

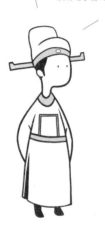

我们早睡早起，尽量在自然光下面看东西。

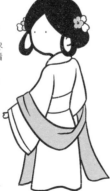

家里不好玩，我们没事就在外面活动，能预防近视。

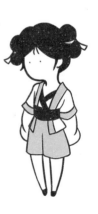

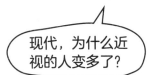

现代，为什么近视的人变多了？

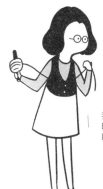

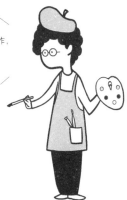

我是画家，我沉迷创作，长时间在屋里画画。

我是纺织工人，我长时间、近距离、不间断地纺纱。

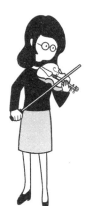

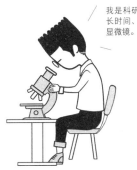

我是音乐家，我长时间、近距离地看谱子。

我是科研工作者，我长时间、近距离地看显微镜。

其实，古人"文盲"多，认字的少，大部分时间都在种地，所以很少得近视，而且即便得了近视，对生活的影响也不会那么大。

随着现代文明的到来，我们的工作逐渐需要频繁地近距离用眼。你会发现，许多人自童年起鼻梁上就架起了眼镜。不过，不要以为成年了就不会再患上近视，像纺织工人、画家、学习乐器的人，还有那些整天面对显微镜的人，近视率是非常高的，近视甚至已经成了这些行业的一种"职业病"。

长时间、近距离、不间断地用眼，是导致近视的祸根。

想要远离近视，就要打破"长时间、近距离、不间断"的用眼习惯。

长期近距离用眼是引发近视的一大原因。像我们这样，每天连续几小时地看书、看电视，就会造成眼睛负担过重，眼内外肌肉得不到休息，长时间处于紧张状态，久而久之，眼睛在看向远处的时候，负责调节焦点的肌肉得不到放松，就可能出现痉挛的情况。打个比方，如果我们用手提一个装满水的水桶，保持一个姿势，时间长了肌肉就容易抽筋；再比如，我们做平板支撑，时间长了，四肢和腹部都会发抖。对我们的眼睛来说，也是同样的道理。

出现眼部肌肉的痉挛，一部分孩子也就产生了调节痉挛，有些专家称之为"假性近视"，假性近视如果得不到及时治疗，很容易演变成真性近视。

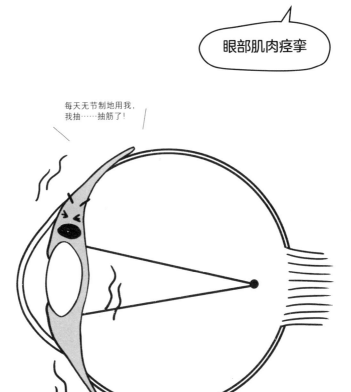

假性近视就是假的近视吗？

真性近视就是真的近视吗？

它们都叫作"近视"，那么它们之间就是"真假美猴王"的关系吗？

答案当然不是这么简单，它们之间最大的区别是眼轴是否有改变。

什么是眼轴？眼轴就是眼球的中轴线，就像是故宫、景山和鼓楼那一条连线是首都北京的中轴线一样。假性近视和真性近视的区别在于，假性近视是由于眼内的肌肉调节痉挛引起的，也就是我们常说的"睫状肌痉挛"。

睫状肌是调节眼睛的肌肉，若是总看近处，它就会收缩，长时间收缩就会发生痉挛，如果及时解除这种睫状肌痉挛，也就是通过放松我们的眼睛，从而放松睫状肌，这样视力就能逐渐恢复了。

而真性近视是源于眼轴变长，意味着眼底发生病理性改变，眼睛就无法通过自我调节恢复了。真性近视是需要通过专业的检查才能确定的，因此一旦家长发现孩子的视力出现问题，就要及时带孩子去医院做专业检查。

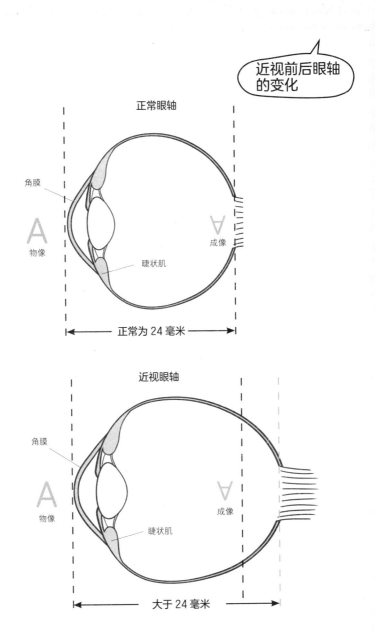

近视前后眼轴的变化

正常眼轴

角膜

物像

成像

睫状肌

正常为 24 毫米

近视眼轴

角膜

物像

成像

睫状肌

大于 24 毫米

生活中的坏习惯，容易让孩子早早近视

电子产品如何用才能不伤眼？

现在电子产品几乎占据了孩子所有的娱乐时间。妈妈们则一般分为两派：一派是大力提倡，把电子产品当成早教机，购入各种品牌，不禁止甚至鼓励孩子使用；一派是坚决反对，一棒子打死，完全不让孩子接触电子产品。

其实，这两派观点都是不对的，我给你讲一个真实的门诊案例。

有位家长带着一个 5 岁的近视孩子来找我就医，家长平常完全不给孩子看电子产品，也不玩手机，孩子为什么还会近视呢？后来通过聊天，我了解到孩子很小的时候就学弹琴，每天连续弹琴几个小时，眼睛一直盯着琴谱看，这样近距离、长时间地连续性用眼，自然很容易近视。

因此，接触电子产品并不是导致孩子近视的唯一原因，甚至很多时候，它是替导致孩子近视的真正原因背了黑锅，让人们谈电子产品而色变，而真正的罪魁祸首却逍遥法外——导致

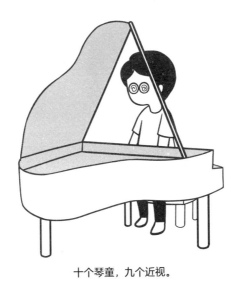

十个琴童，九个近视。

近视的真正元凶是无节制、不间断地近距离用眼的习惯。

怎么看书才能不导致近视？

现在孩子的学习压力很大，兴趣班也很多，如果不注意用眼习惯，经常近距离用眼，比如看书、看电视的时间超过半小时，看书的距离小于 20 厘米，类似这样的用眼习惯是很容易让孩子的眼睛因过度使用而成为真性近视的。所以要让孩子采用正确的用眼姿势，不要长时间用眼。

读写姿势不良会促使近视发生与发展

　　日常的读写和学习中，家长一定要监督并随时纠正孩子不良书写姿势，避免不良用眼行为，书写时应保持"1尺、1拳、1寸"。即眼睛与书本距离应约为1尺（1市尺，约30厘米）；胸前与课桌距离应约为1拳，握笔的手指与笔尖距离应约为1寸（1市寸，约3厘米）。不要觉得孩子歪头看东西可爱。

　　在视力这件事上，切忌"歪头斜脑"看东西。

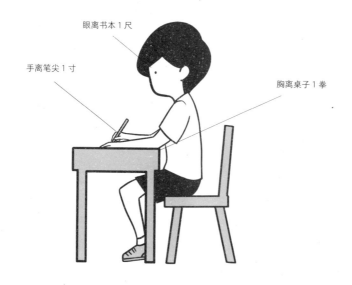

眼离书本1尺

手离笔尖1寸

胸离桌子1拳

明明近视了，就是不戴眼镜

近视了却不戴眼镜，这是讳疾忌医。一般情况下，只要是100 度以上的近视就会产生视物疲劳、模糊的症状，这时就需要戴眼镜。有的家长担心戴上眼镜孩子近视的度数就会越来越深，戴上就摘不下来，就好比有的糖尿病患者认为打上胰岛素就停不下来，肯定会产生依赖性；还有的家长认为，戴上眼镜会使眼睛变形。这些想法都是错误且没有科学依据的。

目前，戴框架眼镜依然是矫正屈光不正最有效的方法之一。对绝大多数单纯性近视的青少年来说，只要注意用眼卫生，及时佩戴眼镜加以矫治，完全可以控制近视的发展。

所以，眼镜戴得早，近视发展慢。

● 熊孩子不会表达，父母如何知道孩子有近视？

孩子看电视越来越近

3 岁的孩子一般视力在 0.6 左右，孩子一般三四岁就可以看电视了，如果孩子的视力能在 0.8 左右，就可以在正常的距离下看电视。

如果孩子存在着先天性的近视或者散光，这个时候，孩子视力可能只有 0.2 ~ 0.3，因此在看电视的时候，电视的物像会落在视网膜前，孩子就会往电视前面凑，目的是让他所看见的电视画面成像在视网膜上，也就是说，孩子不断地往电视前面跑，是为了克服近视和散光造成的物像不清。

说到这里，很多妈妈会说："我会强迫孩子坐得远一些。"但你要知道，坐得远近只是孩子为了看清电视上的物像而自己做的调整，更需要父母关注的应该是孩子的视力是否出现了问题。如果发现孩子看电视距离近，总是往电视前面凑，妈妈此时应该高度警惕孩子是否患了近视或者是弱视，需要立刻带孩子到医院去检查。

孩子看电视、写作业经常歪着头

很多家长发现，孩子平常看东西头是正的，但是当孩子精力集中看东西时，就会把头歪向一侧，这究竟是怎么回事儿呢？

导致这种情况最常见的原因是，孩子存在着先天性的散光

那么什么是散光呢？打一个比方，照相机出厂的时候，如果镜头质量不合格，拍出来的照片就有可能是不清晰的。先天性散光的孩子，就是角膜这个"照相机镜头"从出生的时候就存在异常，散光的孩子看到的物体是倾斜的，同时又是模糊的。

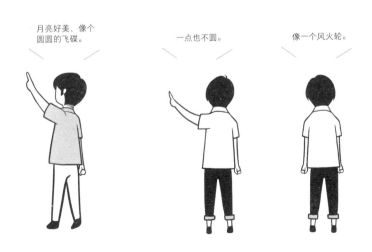

月亮好美，像个圆圆的飞碟。

一点也不圆。

像一个风火轮。

这时，负责让孩子看清东西的大脑中枢系统，就很聪明地让孩子发生了歪头的行为，目的是期望通过这个动作，使孩子眼中的物像变清楚，同时使物像的位置变成正常的位置。

孩子歪头的第二种情况是，孩子有可能存在斜视。近视的孩子同时还可能合并斜视。有一种斜视叫"麻痹性斜视"，即由于眼睛的肌肉调节功能减弱而产生的看东西不规正的现象，简单地理解，就是照相机放歪了，照出来的图像就歪了。

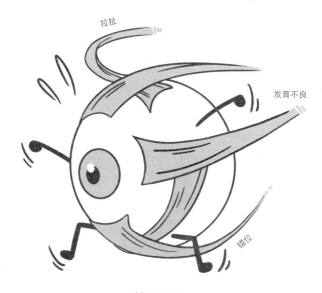

斜视肌肉图

患上这种斜视的孩子看东西会一个高一个低，就像小品演员模仿腿有问题的人走路一瘸一拐的样子，一会儿一米六，一会儿一米七，双眼没有达到动态平衡，因而产生了"复视"，也就是我们常说的重影。（正常时候，我们两只眼睛看物体时会分别成像，而大脑中枢会把它们融合成一个图像投影在视网膜上；而麻痹性斜视的孩子，两只眼睛不是居于一个高低位置，这样，孩子就会把一个人看成了两个人，这就是复视。）孩子复视会很难受，一旦歪头看东西，复视就消失了。这种情况我们又把它叫作眼性斜颈。

无论是由于散光还是斜视造成孩子的歪头，久而久之，都会对孩子产生非常严重的后果。比如说，孩子在发育过程中经常歪头，孩子脊柱、面颊、牙齿会出现畸形，因为孩子的脖子、牙齿和面部很柔嫩，骨骼还没有完全地发育定型，如果长期歪头，即使视力可以靠长大以后戴眼镜矫正或者做手术矫正，孩子的面部、颈部畸形却是不能够再改变的。因此，我在这儿告诫家长，一旦发现孩子出现歪头看东西的情况，要立刻带孩子到医院去检查，排除是散光或斜视的可能。如果有斜视，则需要尽快手术。

我给大家讲一个孩子歪头看东西的故事。10年前，我在北京儿童医院出诊，有一天接诊了一个小朋友，他叫小毅，在外地医院因为斜颈在脖子上做了手术，手术以后，脖子却一点也不见好，经朋友介绍找到了我。

　　我一看，小毅脖子上有一个长长的、深深的刀疤，一检查，发现他患的是麻痹性斜视，这种病就是以歪脖子为主要表现，从眼睛的外观是看不出来的。最后我给小毅做了眼肌手术，手术后第三天，孩子脖子就正过来了，可惜由于误诊，白白做了一次脖子的手术。

　　因此提醒家长，如果孩子看东西歪头，要到三个科室去检查：第一，到骨科看一看颈椎有没有问题；第二，到外科看看有没有脖子问题；第三，也是最关键的，要到眼科去看看眼睛有没有问题。我们每年都要接诊大量因为漏诊和误诊耽误治疗的麻痹性斜视患者，也就是眼性斜颈的孩子。

　　斜颈分为三种：骨性斜颈、眼性斜颈、肌性斜颈，如何判断只有这三个相关科室的医生才能确诊。

孩子总是喜欢眯眼看东西

　　有些孩子由于受爸爸妈妈近视遗传因素的影响，自出生起就存在先天性的近视，或者是先天性的散光。

　　如果度数很小，孩子可能没有什么异样反应；如果是超过100度的散光，或超过200度的近视，孩子看电视或者看绘本、科普图就看不清了，孩子就会下意识地眯起眼睛。而当孩子眯起眼睛时，看东西往往就清楚了，这是为什么呢？

　　有一种科学现象，叫作"小孔成像"，什么叫小孔成像呢？

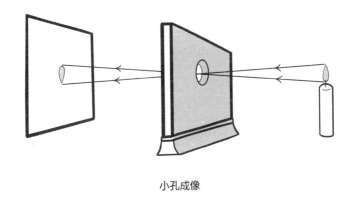

小孔成像

正常看东西时，孩子的瞳孔直径应该是 3 毫米；孩子眯眼睛，就相当于给自己的黑眼珠上戴了一个微型的眼镜，佩戴微型眼镜后，孩子的视力就会提高，孩子的散光、近视就会被暂时克服。

然而，孩子通过眯眼睛看东西来克服近视和散光，仅仅是暂时的，如果你不为孩子佩戴有度数的近视或者散光眼镜，孩子时常眯眼睛看东西，久而久之就会形成一种习惯性动作。长大以后即便你给孩子配了眼镜，他也很难改掉这种不良习惯，你也不希望你的孩子以后在众人面前演讲时，总眯着眼睛吧？

说到这里，如果你发现孩子眯眼睛看电视，就应该立刻提高警惕，带孩子到医院去做视力筛查，判断孩子是否存在近视或散光。如果检查出患有中度和重度的近视和散光，就需要早点给孩子配眼镜治疗了。

孩子总爱揉眼睛，家长要警觉

前边已经讲了，孩子出生以后，可能存在着许多先天性眼病，比如说遗传性近视、散光、斜视，这些都有可能造成孩子眯眼睛和歪脖子的行为。除此之外，妈妈们在生活中还经常会发现，有些孩子一看电视或者一看书，就会用手使劲儿地揉眼睛。

我们也谈到过，并不是每个孩子自降生起，双眼视力都会得到同步的发育。双眼发育正常的孩子双眼视力都很好；而有

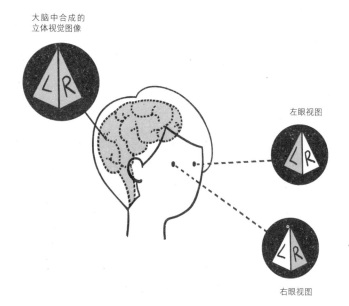

大脑中合成的
立体视觉图像

左眼视图

右眼视图

些孩子只是一只眼睛视力好，另一只眼睛视力并不好。比如临床上发现，有些孩子一只眼睛近视 100 度，另外一只眼睛近视可达 500 度甚至 1000 度，这种情况叫屈光参差，指的是两只眼睛近视或远视的度数不一致或相差很大。

屈光参差的孩子，自己是不能感知这种缺陷的，因为自出生以后，他就把自身眼睛的缺陷当作一种理所当然的正常情况来认知，可是每次看电视的时候，近视度数大的眼睛和度数小的眼睛总是在"打架"，一只眼看得清楚，一只眼看得不清楚。这个时候，孩子就会形成一种下意识的动作——用手去揉那只视力不好的眼睛。揉眼睛，本身就是对视力不好的一种缓解，同时也是一种克服干扰的动作，实际上，承担视觉的依然是那只"好眼"，这时妈妈总是以为孩子看东西累了，其实是视力出了毛病。

我曾看到许多六七岁的学龄孩子，直到入学的时候才查出有一只眼睛是高度近视，或者是高度远视。由于没有早发现，所以孩子一直用一只眼看东西，导致患了重度弱视却没有被父母带去治疗，最后错过了宝贵的最佳治疗时间。

打一个比方。老爷子有两个儿子，本来老爷子对两个儿子都爱，大儿子本身体质不太好，又以此为由长期宅在家里不干活；小儿子身体强壮些，又爱运动，为家里分担的工作多，结果时间久了大儿子体质越来越差，什么都干不了，小儿子身体越来越好，此时的家庭结构已经不平衡了。

这个故事中的老爷子可以看作我们的大脑，小儿子就是那只正常的眼睛，大儿子就是那只异常的眼睛。我仔细询问了不少患儿父母，他们都表示，孩子小的时候有揉眼睛的异常表现，由于父母没有护眼意识，所以也就没能及时带孩子到医院去治疗。

曾经有一个妈妈带着孩子从上海来找我看屈光参差。

我问孩子的妈妈："孩子的眼睛在上海找的哪个医院看的？"

妈妈说："在××医院查的，医生说屈光参差+外斜视，让我给孩子做手术。"

我拿着诊断单看了一下落款，是上海最厉害的眼科医生之一，我带着疑问问这位妈妈："您都找到这么厉害的医生了，为什么还不给孩子做手术呢？"

妈妈说："这是个病吧？但孩子这么多年不是也这么过来了？我不确定要不要给孩子做手术。"

我拿起一个配好的眼镜，按照孩子验光的实际参数，给这位妈妈做了个眼镜，跟她说："您戴着这个眼镜，出去走20分钟之后回来，咱们再说孩子的问题。"

20分钟之后，妈妈从外面回来了，一进门就说："于主任，您给我的这副眼镜，我戴着怎么什么都看不清，还头晕眼花，看东西都是变形和扭曲重叠的啊！"

我说："您看了20分钟就受不了了，您的孩子每天看到的，都是这些……"

孩子妈妈听我这么说，一下子就哭了，两行眼泪止不住地流："请给我的孩子做手术，麻烦您给我的孩子安排。"

手术之后，孩子斜视得到了控制，我们又为他配了硬性角膜接触镜，也就是 OK 镜，没有任何不良症状出现。孩子母亲欣喜之余，也对自己早前因犹豫耽误了孩子的治疗倍感后悔……

其实，屈光不正的问题，只要及时给孩子做手术，是能让孩子视力恢复的，辅以合适的眼镜，完全可以让孩子的视力稳定在一个可控的范围内。

孩子突然对好看的绘本没有了兴趣

有很多家长带着孩子坐车出去玩，为了避免孩子哭闹，就塞一本绘本让孩子自己看。刚开始这招挺管用，但是渐渐地，不少家长就发现这招没用了，还以为是孩子看腻了，便没有太在意。

其实，孩子对绘本失去兴趣，这是一个很危险的信号，很可能表明孩子的视力变差了。

这是因为在车上看绘本，孩子的眼睛处于动态变化中，眼睛时不时地需要动用眼内的调节系统来调整这种视觉差，以此来获得最佳视力，这就像是坐在奔驰的马背上拿着照相机，为了拍到一个清晰的草原画面不断调整焦距，这种场面可想而知。这种经常动用调节系统的后果就是导致视疲劳，眼睛调节过度而产生痉挛，最后产生近视。

所以，如果孩子对绘本不感兴趣了，很可能说明眼睛的调节系统出现了问题，出现了近视，这个时候孩子就看不清楚了，家长要多多注意。不过最重要的是，一开始就不要让孩子在车上看绘本。

作为一名父亲，我十分理解家长对孩子不听话时想让他安静和希望利用碎片时间让孩子多学习，但是不能说孩子现在的眼睛没事就让他先看着。还有一些场景，也是需要家长注意的，比如乘坐地铁、乘坐公共汽车、走路看书等，也是同样的原理。

总是说看不清黑板，成绩一落千丈

孩子看书学习时，经常注意力不集中，作为家长，你会不会直接判断是孩子调皮，抗拒学习？其实家长们要注意，发生这种情况很有可能是因为用眼疲劳，孩子已经感到不适了。

如果你的孩子时常抱怨教室光线太暗，或者黑板反光看不清；考试时经常看错题，学习成绩无缘无故下降，常常需要借别人的笔记来抄等，特别是当孩子不愿意学习且无法准确表达原因时，千万不要一味觉得"这孩子真不听话，不好好学习"，要仔细查找原因，有可能是他的视力出了问题，有可能是由于屈光不正或散光，这个时候，要及时带孩子到医院进行检查和治疗。

当本来学习好的孩子突然出现了成绩下降，妈妈不要只是觉得孩子贪玩了，还是需要亲自到孩子教室看一下，观察一下孩子是否能看清黑板，必要的时候带孩子到医院做验光检查。

第3章

给保护视力一个
科学的方法

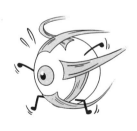

十大法宝，帮助孩子预防近视

预防近视最有效的天然方法

你可能认为，让孩子在外面玩就能预防近视这种观点太过随意，这也是让众多家长难以理解的护眼方式。但其实，每天只要能坚持 2 小时的户外活动，让眼睛经常沐浴在大自然光线下，真的可以有效降低近视的发生率。《黄帝内经》中说："天之精气宿于星月，人之精气在于两目。"经常晒太阳，阳气过剩，自然储藏精气，利于明目。

这是因为，在充足的自然光线下，瞳孔会变小，成像更加清晰。同时，相比在室内近距离盯着一个东西看，眼睛更喜欢"远距离"和"视觉追逐"。这就与退休在家的大爷大妈们一样，相比在家天天盯着电视看、围着厨房转，他们更喜欢到户外远足、到各地去旅游，是一个道理。

家长们可以鼓励孩子多在室外进行踢足球、打乒乓球、转呼啦圈、跳绳等户外运动，在视觉焦点的来回切换中，锻炼眼球的调节功能。

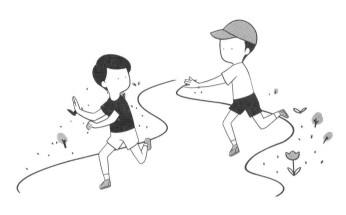

　　此外，自然光中的紫外线的照射，会激发人体多巴胺的分泌。多巴胺是人体里的一种分泌物，它有很多的功能，如维持血压水平、改善心脏功能等（好比一碗补气补血的参汤），这在近视的发生和发展上都能起到预防作用。

　　有的家长会产生疑问，在室外是不是一定要跑、跳，才能有效保护眼睛呢？其实，在室外与运动与否无关，即使在外面站军姿，也可以保护眼睛，重要的是在户外暴露时间的长短，比如每天户外运动的时间累计达到 2 小时，才能有效保护眼睛。

　　经常会有家长认为，孩子近视了，是因为看书看多了，这是非常错误的观点。看书多的孩子，只要能保证足够的户外活动，间断长时间连续性用眼，也可以有效预防近视。看书多不怕，尽量增加户外暴露的频率和时长，比如在课间多出去活动一下，积少成多，预防近视的效果就会更明显。

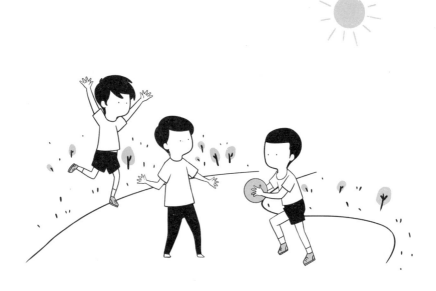

课间多出去活动，防控近视效果良好。

带孩子放风筝

我们平日里的眼球运动常常是"向下看近"的状态，很少"向上看远"，但是放风筝的时候，需要专注地盯着远处高空的风筝看，眼部肌肉能够得到放松、休息。与此同时，能增加亲子互动，大人能保护颈椎，孩子也能放松身心，同时可以增加眼睛里"照相机"的调节功能，可谓"一举数得"。

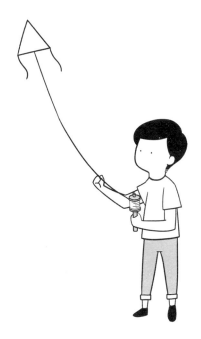

独创悬浮式视力训练球

在各式护眼活动中，我向大家重点推荐我独创的悬浮式视力训练法。

这是一个可以形容成打悬浮乒乓球的训练法，家长都会很奇怪，打乒乓球可以预防近视吗？

我要告诉大家，来我们医院看病的小朋友，我都会推荐他们这个方法，因为能达到和户外运动一样的效果。这个方法可以锻炼孩子眼部肌肉的调节能力，从而达到预防近视的目的。

我根据多年的眼科经验，以及孩子视力的发展规律，发明了悬浮式视力训练法，具体玩法：在天花板或者房梁的地方拴一根绳，在绳的尾端绑一个训练球（可用乒乓球代替），这样可

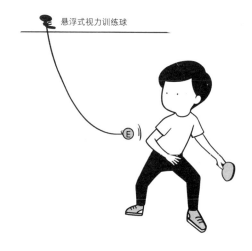

悬浮式视力训练球

以让训练球来回运动而不需要经常去捡球，保证训练的效率。训练球上我们印刷上了我发明的独特的黑白相间的条栅视标、对比敏感视标、视力视标三种视标，更有助于训练。

想想看，你见到过刘国梁、孔令辉戴眼镜吗？

我建议家长朋友们，平时在家有空的时候可以和孩子打打乒乓球。

为什么我选择了乒乓球，而不是羽毛球或者篮球呢？这是因为乒乓球来回运动的时间短，速度快，只有在这种快节奏的往返训练中，我们的眼部肌肉才会得到更加有效的锻炼。如果你不喜欢打乒乓球，也可以打羽毛球和篮球代替，只不过效果不是这么明显而已。

眼保健操保护视力的原理

提起眼保健操，你肯定不陌生。在记忆里，学校课间广播会响起一个熟悉的音乐，所有同学闭上双眼，同时开始做眼保健操。

可眼保健操在我们国家已经推行了近 60 年时间，为什么大家都做眼保健操，可近视的数量并没有减少呢？

在这里先给家长吃个定心丸——眼保健操肯定是有效果的，孩子做眼保健操本身就是减少连续用眼时间，有效缓解视力疲劳的过程。为什么我这么肯定，眼保健操能管用，这背后的原理是什么呢？

眼保健操可以缓解视疲劳，眼保健操的穴位、按揉手法设计参考借鉴了中医的推拿法，以及经络穴位的很多原理和方法，通过对眼睛周围穴位的刺激，可以增强眼眶的血液循环，改善神经的营养，消除眼内的过度充血，达到解除眼疲劳的目的，对孩子有百利而无一害。

因为做眼保健操的过程中，一般都是闭目养神的状态，这就等于在近距离用眼、连续用眼的中间加入了一个休息的过程。

超有效的新型眼球运动操

传统的眼保健操固然很好，但是也有些不足的地方，因此我和我的团队在眼保健操的基础上，又发明了眼球运动操。它弥补了眼保健操的不足，能达到按摩眼睛周围穴位和促进眼睛里肌肉运动的双重保健作用。

眼球运动操最大的好处是让眼球运动起来，加速眼球周围肌肉的血液循环，达到缓解视疲劳的作用。

具体做法是：让孩子眼睛看着正前方的手指，手指从远距离处移动到近距离，然后手指在左侧、右侧、上侧、下侧等九个方位随着有节奏的音乐不断移动，让孩子的眼球追随着手指的轨迹做顺时针和逆时针的运动，达到眼球的六条肌肉协调运动的效果，增强眼球血液循环，缓解视觉疲劳。想象眼球是一位翩翩起舞的舞者，在舞台上尽情舞蹈。

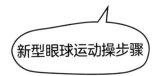

新型眼球运动操步骤

第一步

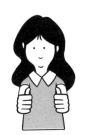

头部不动，把两
只手臂伸直并抬
平，双手竖起大
拇指，看着正前
方的手指。

第二步

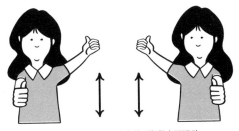

保持头部不动，眼睛随着手指做上下运动。

第三步

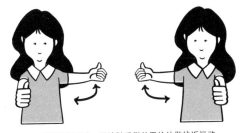

保持头部不动，眼睛随手指从里往外做往返运动。

第四步

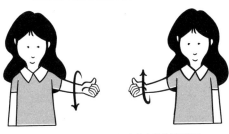

保持头部不动，眼睛随手指在身前做画圈运动。

随时随地都能做的眼内瑜伽操

眼内瑜伽操，又称"眼球晶体操"，是一种非常简便且能有效补充眼保健操不足的一种新的眼球放松调节法。

具体做法是：让孩子伸出手掌在 1 尺距离内，能看清手掌的掌纹即可。注视 8 秒钟，然后看 5 米外墙上的文字，再注视 8 秒钟，也可以看室外的树林、建筑，然后再看手掌 8 秒。如此反复，每天 10 次。

它的原理是，当孩子看手掌的时候，眼睛内的调焦系统是紧张的；当孩子看向远处物体的时候，眼睛内的调焦系统是松弛的。如此反复，等于调动了眼睛的调焦系统，使眼睛调焦系统不断紧张松弛，达到预防近视的目的。如果把眼球运动操比作跳动感街舞的话，那么眼球瑜伽操就像是沉静的民族舞，两者一动一静，相辅相成。

眼科医学界的旧观点是，青少年过了 18 岁就成年了，眼睛就定型了，近视眼度数就不会再增长。如今这个规律已经被颠覆了。

近年来，人们大量使用电脑、手机等电子产品，一种奇怪的现象出现了，不仅是 18 岁以后，甚至有些成年人在 30 多岁后，近视度数还在增加。我周围的很多朋友成年后眼睛的近视度数都在增加，有些人甚至增加了 300 多度。

所以，我建议上班一族，尤其是电脑一族，在工作之余可以时常做做眼保健操、眼球运动操、眼内瑜伽操。

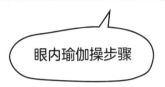

眼内瑜伽操步骤

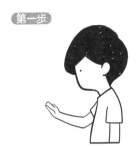

第一步

眼睛距离手掌为 1 尺的距离伸出手臂,距离以能看清手掌的掌纹即可。

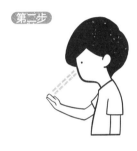

第二步

眼睛注视近处的手掌 8 秒钟。

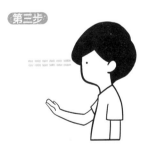

第三步

眼睛注视远处 5 米外墙上的文字 8 秒钟。

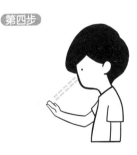

第四步

眼睛注视近处的手掌 8 秒钟。两次注视为一组,每天做 8 ~ 10 组。

端正读写坐姿势，减轻视疲劳

正确的读写姿势，是预防儿童近视，特别是预防学龄儿童近视的关键，这里有四点提醒家长们注意：

（1）教孩子坐姿要端正，头放正，背挺直。牢记"三个1"原则——书本离眼睛1尺，笔尖离手指1寸，胸部离课桌1拳。

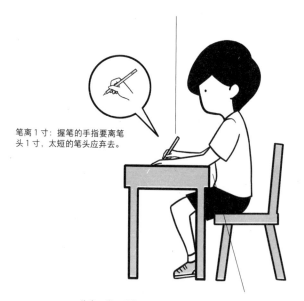

眼离1尺：看书、写字，两眼与书保持1尺的距离。

笔离1寸：握笔的手指要离笔头1寸，太短的笔头应弃去。

胸离1拳：看书、写字人都要坐正，胸部与书桌保持1拳的距离。

（2）别让孩子长时间持续阅读、写作。读、写半小时后，要休息 5 ~ 10 分钟，两眼向远处眺望，最好看向远处的建筑、绿色的树木。这样可以放松眼部的肌肉，使眼睛得到好的休息，缓解视疲劳。

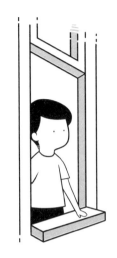

远眺，可以让睫状肌放松。

（3）注意孩子看书、写字时的光线。光线不能太强，也不能太弱，更不能在阳光下读写。写字时光线最好来自左前方，以免手的阴影妨碍视线。如果孩子是左撇子，则要将灯放在孩子的右边。阅读的书本字号不能太小，要与孩子所属年龄段的阅读习惯相符合。

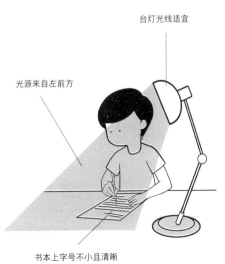

台灯光线适宜

光源来自左前方

书本上字号不小且清晰

（4）提醒孩子不要在车上看书，因为车子颠簸，眼睛容易调节痉挛；更不能让孩子在床上或被窝里打着手电筒看书。

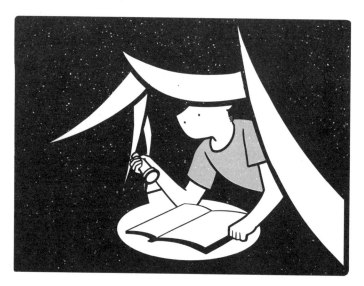

孩子在被窝里开手机或者手电筒光照看书，最容易近视。

电子产品会造成孩子近视的原理

电子产品不会直接影响孩子的视力，但会造成眼疲劳。疲劳过度的话，就可能造成近视。因此，需要控制孩子看电视和玩游戏的时间。

2 岁以下的孩子，最好不看电子产品。因为正常情况下，2 ～ 3 岁会有 200 ～ 300 度以内的远视储备，如果 2 岁的孩子长时间、近距离地用眼，会过早地消耗掉远视储备，导致远视储备不足，我把它进一步描述为孩子"视力银行"的"储值"不足。就像家长们打麻将，本来兜里有 200 元钱，以为自己很有钱，就胡乱打牌，结果把 200 元钱全都输光了，如果继续输，还会亏本。就是这个道理。

2 岁以上的孩子，每天最多看 40 分钟电子产品，每天两次，每次不超过 20 分钟。因为超过 20 分钟的近距离用眼，就会诱发孩子的眼睛朝近视发展。

选择使用电子产品，距离眼睛远的比近的好，比如看电视比看 iPad 好一些，看 iPad 比看手机好一些，距离越远对孩子视力的影响越小。如果看 iPad 和手机，孩子距离 iPad 和手机的距离要在 50 厘米以上。在这里建议给孩子用手机或 iPad 的固定支架，因为孩子总是会不自觉地越用越近。

"20—20—20" 护眼法则，不当近视眼候选人

孩子的眼睛尚处在发育期时，往往还伴随着大量的学习任务，以及各种电子产品的诱惑，而这种长时间用眼，总会带来一个后果：近视。

网上有很多偏方和稀奇古怪的器材工具，大部分家长尝试

后的结果往往是钱没少花，但是在孩子身上的作用不大。其实想护眼，最重要的还是让孩子的眼睛得到足够的休息，让眼睛也能"劳逸结合"。

有位美国专家总结了儿童的正确用眼方式：用眼 20 分钟后，注视 20 英尺（约 6 米）外的物体至少 20 秒。这种注视切记要不眯眼，不眨眼，要认真注视这件物体的形状、轮廓和细节，使眼睛处于一种活动的状态中。

也就是说：

（1）读书或注视屏幕 20 分钟（此时眼睛已经处于近视调节状态）。

（2）看 20 英尺以外的物体或者眺望远方。

特别建议：不要让孩子每次只休息 20 秒，可以让孩子多休息一会儿。

若室内没有足够的远眺条件，有一个使用"室内模拟远眺视标"模拟远眺的方法。当孩子的近处用眼达到 20 分钟时，可将此视标放置在距离孩子眼睛 2.5 米远的地方，让孩子抬头注视这个视标。

注视方法：让孩子的视线从视标外圈逐步向内圈缓缓移动，整个过程不低于 20 秒，起到充分放松眼睛的作用。

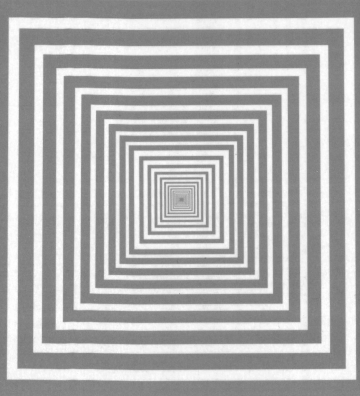

贴至 71 页

贴纸粘贴处

快让孩子"看看远处"，放松一下眼睛！

晚上孩子学习，放松眼睛小妙招

有的朋友会有这样的疑问，孩子放学回家后，天也黑了，没有阳光了，孩子写作业要注意什么，才能让他们在晚上高强度近距离持续用眼的时候，更好地做到劳逸结合，休息眼睛。我给各位家长总结了以下六点：

（1）光一定要明亮柔和，不可太亮也不可太暗。

（2）护眼灯放在左前方。

（3）看书20分钟以后，一定要休息5～10分钟。

（4）写字最好用深色的铅笔在白纸上写字，铅笔的颜色和纸张一定要形成反差。

（5）写作业的房间里最好放置一台加湿器，这样有利于避免长时间读写造成的干眼症。

（6）孩子的板凳和桌椅最好采用可调节式的，让孩子保持一个良好的读写姿势。

作为家长，如果给孩子创造了一个好的学习环境，我在这里要说，您确实是个非常负责的家长。但是，有的家长又会提问了，晚上学习，让孩子学习一会儿，我就让孩子看看窗外的远处，是不是也能起到休息眼睛的作用呢？

其实，晚上望远只要能看得清，能注视到视标，其实也是有一定帮助的。也就是说如果晚上外面黑乎乎一片，什么也看不到，作用不大，但只要远处的物体能看得清，对放松眼睛还是有一定帮助的。

　　因为晚上的外面的光线不足，反而这种情况下看东西会对眼睛造成负担。

　　如果还想让孩子学一会儿休息一会儿眼睛的话，不妨让孩子站起身，去喝杯水，在屋子里走动一下，只要切断了近距离用眼这个场景，对孩子的眼睛来说，就可以理解为一种休息。聪明的家长，您会了吗?

关于保护视力的各种谣言

孩子睡觉时，开小夜灯对视力是否没影响？

小夜灯面市后以其使用方便、光线柔和，受到了市场的认可。我还记得大多数小夜灯的广告上，总有一个安睡的孩子。

但是，孩子真的需要小夜灯吗？

说这个话题之前，先来看一组数据。宾夕法尼亚的眼科专家对 479 名 2 ~ 16 岁少年儿童进行了调查，孩子被分为三组，结果如下表所示：

序列	情景	近视比例
第一组	孩子睡在黑暗、不开小夜灯的房间里	10%
第二组	孩子睡在装有小夜灯的房间里	34%
第三组	孩子睡在开着大灯的房间里	55%

通过这组数据，我们了解到，在黑暗中睡觉的孩子近视比例仅为 10%，远远低于另外两组数据。

　　那是因为，孩子虽然闭眼睡觉了，但是由于还有光的存在，孩子的眼睛并没有得到真正的休息，而是在继续工作着，且是在弱光环境里，这样会极大程度地造成孩子的近视。

　　曾经有个妈妈特别焦虑地来找我说："于主任，我和孩子爸爸视力都很好，孩子成长过程中，我也特别注意不让他看太久的电脑、手机等，结果现在孩子快到了上学的年龄，突然跟我说有点看不清东西，我慌了，所有可能影响孩子视力的东西我都尽量规避了，不知道自己哪个环节出了问题。"

　　我劝这位妈妈先别着急，和她一起仔细回想了孩子成长中用眼的各个细节，说到晚间用眼的时候，终于被我发现问题所在——在孩子的婴幼儿时期，妈妈为了喂奶喂水方便，也不想在晚上孩子睡觉的时候吵醒他，就买了一个小夜灯放在孩子枕头旁边。有时候也嫌麻烦，就让小夜灯这么整夜开着，心里觉得小夜灯光线很暗，不会对孩子有太大的影响。

　　这位妈妈还是不愿意相信，问我："为什么我和孩子爸爸晚上一直开小夜灯，却没有影响视力呢？"

　　我告诉她："视力这件事，大人和孩子不能混为一谈。成年人的眼睛已经发育成熟，不再像孩子的眼睛那样脆弱了。开小夜灯有时候可能会觉得累眼睛，但是通常不会造成近视的加重。"

　　我跟这位妈妈讲，开小夜灯会影响孩子夜晚和白天的正常生活节律，孩子的成长环境会发生类似"黑白颠倒"的情况，这样特别不利于发育。后天影响孩子视力的，不光是电子产品，很多需要用眼的生活小细节也一定要注意。

我的的建议是：睡觉给孩子开小夜灯，会导致孩子近视。

看到这里，家长还不赶紧撤掉家里的小夜灯吗？

如果孩子午睡时，也尽量选用不透光的窗帘，尽量避免弱光对孩子视力的影响。如果晚上孩子睡觉，家长又必须工作，我有个小建议，就是给孩子戴上眼罩，这样孩子睡觉，家长放心。

有护眼灯就能不得近视吗？

随着人们的健康意识越来越强，很多家长都知道要给孩子买护眼灯，但是并不了解为什么要用这种护眼灯，取代我们曾经使用多年的传统台灯。这是因为，传统台灯的光线方向性很强，并且存在频闪、照度及照度均匀性不符合要求等问题。其中危害最大的就是频闪（指光线亮度按固定的频率闪烁）。频闪对眼睛有不良影响，看书或写字时，严重的频闪会引起眼疲劳，导致视力下降。

我建议家长在家做一个实验，就是用手机对着自己家的灯，看一下手机镜头里的灯是否存在闪烁的现象。

人的眼睛是在自然光下发育、生长的。对普通人而言，最佳的光源是散射的自然光。发明家设计护眼灯，目的就是让灯发出尽量接近自然光特性的光线。

那么问题又来了，只要购买带"护眼灯"字样的台灯就行吗？

当然不是，要给孩子买真正有保障的护眼灯。

有的时候，商家会为了扩大销量而在产品宣传语或者名称上运用类似的话术，辨别其是不是"真"的护眼灯，要看下面两个指标。

（1）认准 3C 标识：因为台灯属于国家强制认证的产品，所以要认准国家颁发的 3C 认证。3C 认证的全称是中国强制性产品认证，是一种法定的强制性安全认证。产品有了 3C 认证，就表明其来源正宗，产品安全。

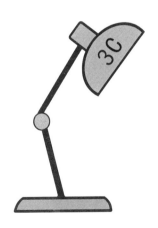

护目灯要有 3C 标志

（2）选择和使用灯具时还要注意，护眼灯的光照度要够。国际通行的阅读标准照度值是 500lx（lx，勒克斯，光照度单位），大家可以在台灯的说明书上看到具体数值。对照说明书上写的看看开到第几档能达到 500lx，就给孩子开到这个档位。

护眼灯的颜色挑选，学问可大了

光分为冷色光和暖色光。暖色包括红、黄等，会让人产生热烈的、温暖的感觉；冷色包含蓝、绿等让人感觉寒冷的颜色。

我们常说的光源的色温分三档：

色温	开尔文（K，色温单位）	灯光颜色	人体感受和使用场合
低色温	3300K以下	光源偏黄，属于暖色调，俗称暖黄灯	适合休息
中色温	3300～5300K	色温的光源比较柔和	适用于读书、学习
高色温	5300K以上	光源发白，属于冷色调	使人兴奋

这些数值都可以在台灯的说明书上找到。如果实在找不到，可以在买灯的时候咨询商家。

我记得一件很有趣的事儿。有一次我把买护眼灯的标准跟我刚认识的一个朋友介绍了，我这个朋友就去网上购买，等我们再次见面的时候，朋友跟我说，买护眼灯可真不是那么简单。

买的时候都叫"护眼灯"，商家就只说分为暖白和暖黄，我也不知道该怎么选。但是有了你给我的数值之后，我才知道即便分清了暖白、暖黄，如果色温的区间不对也不能选，所以买之前还是要问清楚的。我在这里跟大家说这些，也是为了给大家提供一个购买护眼灯的经验参考。咱们不怕给孩子花钱，关键是钱要花得对。

在这里我建议，家长要选择可调节色温的护眼灯，根据孩子不同的使用场景进行调节，这就同舞台上不同的音乐、人物、场景，要采用不同的灯光布景是一个道理。

看书灯光越亮越好，亮一点省眼睛？

在使用台灯的过程中，如果光线太亮了，我们可以理解为"刺眼"，就是我们在医学上说的"眩光"，这一点是要避免的。

其实，只要是台灯都避免不了眩光，我们需要注意的是，

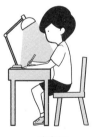
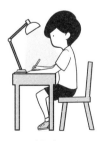
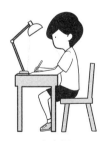

高色温	中间色温	低色温
5300K 以上	3300 ~ 5300K	330K

在选择台灯放置高度的时候，不要让眼睛在工作的时候能够直视到灯泡或灯管。比如在低头看书的时候，灯泡或灯管不要出现在视线范围内，可以放置得高一些，这样可以避免产生的眩光和灯管发出的紫外线对眼睛造成伤害。

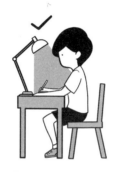 

正确示范：低头看书，灯泡／灯管不在看书视线范围内，放高一点。　　错误示范：低头看书，灯泡／灯管放得很低，人产生眩晕感。

"以形补形"能预防近视吗？

在网络上，有很多关于近视的食疗错误信息，比如吃羊肝明目、吃鱼肝油养眼、吃什么补什么（如吃鱼眼、猪眼、羊眼等可以"补眼"）。

首先，这些动物的眼睛内含有胶原蛋白以及不饱和脂肪酸，仅含有少量的二十二碳六烯酸（DHA）。DHA 在婴幼儿奶粉里经常被提到，可以理解为能让宝宝更聪明的营养物质。这种 DHA 对增强大脑记忆力和思维能力有一定的帮助，但并没有说到对眼睛有帮助，而且动物眼睛的营养太少了，不建议食用。

所以说，"吃啥补啥"在补眼睛方面是不科学的，无论吃多少只动物的眼睛也弥补不了视力不好的创伤，所以这种说法是错误的。

把屏幕换成绿色，就能保护眼睛吗？

有人说，把手机或电脑桌面换成绿色的，可以让眼睛更舒服。

其实只要你看电脑或者手机，换什么颜色都没用。

我们常说"看绿色"可以护眼，其实重点不在颜色，而是在"看"上面，而且是"远看"才有用。

也就是说，不管屏幕颜色是什么，用手机和用电脑都叫作"近距离用眼"，所以想保护视力，还是要往远处看，让眼睛得到充分的休息。

看绿色植物能保护视力吗？

近些年，大家一直在提倡儿童护眼，尤其主张教室里的儿童在课间的时候走到窗边或者室外，遥看远处的绿色植物，以为久看绿色植物能够护眼。

其实这是没有根据的。我们让孩子看远处的树木和蓝天，并不仅仅为了让他看绿色植物，实际目的是让孩子经过紧张的学习以后，通过远眺，使孩子眼睛的睫状肌（也就是调节系统）放松。我们说的让孩子看看"远处大自然的绿色"，其实关键词是"远眺"和"大自然"，跟绿色没什么关系，只要看了远处就行，至于是不是绿色，没有特别大的影响。孩子可以通过看视野开阔的远距离景色，减少疲劳，缓解近视的发生。

孩子什么情况下应该戴墨镜？

很多家长都知道不能让孩子在强光下看书，这是因为在强光下有紫外线，而我们的角膜、晶状体是最常受到紫外线损害的眼部组织，长时间在强光下看东西一定会有危害。

第一，眼睛长期暴露在烈日下，会造成角膜受伤，医学上称作"急性紫外线角膜上皮炎"（也称电光性眼炎），孩子会出现眼睛疼痛、视物模糊、流泪等刺激症状。

第二，眼睛长期受紫外线照射，会影响晶状体代谢，造成晶状体透光性下降，白内障发病年龄提前，影响视力。

第三，视网膜黄斑一旦受到紫外线损伤，是不可逆的，会导致黄斑退行性病变，严重影响视力（比如"雪盲症"）。

所以夏天，在阳光暴晒下，还是有必要为孩子戴太阳镜来防晒的。

那么太阳镜应该如何选择呢？是不是有阳光的地方就需要戴太阳镜呢？

理论上说，强烈阳光下，儿童应当戴太阳镜。但是 6 岁以下儿童不宜长时间戴太阳镜，因为他们的视觉功能还未发育成熟，需要更多的明亮光线及清晰物像的刺激。长时间戴太阳镜，眼底黄斑区不能得到有效的刺激，会影响视觉的进一步发育，严重的话甚至可能导致弱视。为了预防弱视，正确的方法是在阳光强烈时给孩子戴上太阳镜，在阳光变弱时及时取下。

"网红"眼药水有用吗？

无论自身是否存在眼科疾病，许多人日常生活中会认为，要经常给眼睛上点儿"保健"眼药水，让眼睛湿润一下。

出诊时，家长们时常问我："经常给孩子点一些保健眼药水，是不是对孩子眼睛的保护有帮助？"

答案是否定的。

随着人们近距离用眼频率日益增加，很多平台都在推广各式各样的"网红"眼药水，据称点完以后，会立刻产生去除眼睛的红血丝，让眼睛更明亮，并感觉特别凉爽、清新、舒适的神奇功效。

其实，就像那句俗话所说，"是药三分毒"。眼药水既然被称为"药水"，一定是专门供有眼病的人使用的药品，不能把它当作保健品一样每天使用。

很多"网红"眼药水里边含有新斯的明，可能导致眼睛睫状肌异常，影响正常人眼的调节功能。

而有些"网红"药水中含有的盐酸四氢唑啉、盐酸萘甲唑啉成分，这两种成分都是肾上腺受体兴奋剂，长期使用会使眼压增高，导致青光眼，甚至会造成心血管不良反应。

还有一些"网红"眼药水，本身含有一定量的防腐剂，长期使用这些药水，里边的防腐剂成分会刺激眼睛，进而产生干眼症。

从眼科医生的角度，我建议大家，当眼睛出现不适症状，如干涩、疲劳的时候，一定有与症状相对应的病因。这个时候，不要盲目地使用"网红"眼药水，一定要去医院找医生，看完病以后，遵从医嘱对症治疗地点眼药水。

如果眼睛干涩疲劳，又不至于立刻去医院，其实还有一种让眼睛舒缓的办法，就是我们眼科的"流体负压冲浪杯"。想象一个人泡在浴缸里多舒服，那么给眼睛也来一个泡澡，让眼睛浸润在温度合适的蒸馏水中，眼睛自然也会舒服很多。现在很多来我这里看眼科的孩子，我都建议他们使用流体负压冲浪杯，可以缓解眼睛干涩和疲劳。

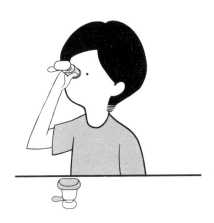

流体负压冲浪杯，给眼睛洗个澡。

总之，家长们经常给孩子自作主张地点一些保健、养目性质的眼药水，这种做法是非常不正确的，只有坏处，没有任何的好处。

孩子应不应该留刘海?

很多妈妈希望给自己的孩子剪一个头帘儿，俗称"小屁帘"。小屁帘，我们通常把它叫作刘海，当刘海盖住眼睑的时候，会令儿童产生很多的视力障碍。眼科医学的最新研究发现，刘海过长，有时候会让孩子的近视和散光加重。

因为孩子的眼睛在发育过程中，如果刘海过长，视线就会受到遮挡。有的时候，孩子会因为刘海的影响而不断眨眼，对角膜造成压力，长此以往也会造成散光。

曾经有一位家长带着孩子过来跟我讲："大夫，我觉得自己家孩子的脑门大，额头宽，不留刘海不好看，一看就是个'奔儿头'，但看了网上的文章又觉得不放心，所以来问问您。"

当家长的都想让孩子漂漂亮亮，我也非常理解。于是，我用手在孩子的脸上比量了一个位置，告诉这位家长，孩子完全可以留刘海，只是这刘海长度不能超过这儿——眉毛。刘海要经常修剪，这样既为了孩子更好看，也为了保护孩子的视力。

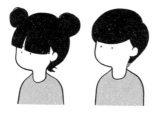

长头帘，会挡住眼睛视线，容易造成散光和近视。

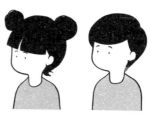

头帘建议剪到眉毛以上。

"你瞧瞧，一旦刘海超过眉毛，孩子的视野和光线就被挡住了。如果因为爱漂亮，结果换来一副小眼镜，就得不偿失喽！"

在这里我提醒家长们，每个月要把孩子刘海剪得短一些，尽量不要超过眉毛，不要对孩子睁眼及闭眼产生影响，这样就可以让孩子的视力没有遮挡和阻碍地正常发展。

防蓝光眼镜有用吗?

最近有很多媒体宣传,儿童佩戴防蓝光眼镜可以保护眼睛,使用电脑不会得近视,并宣称对已患近视的儿童视力也会有帮助。

我负责任地告诉大家,儿童近视后要佩戴防蓝光眼镜是没有任何科学道理的。国外眼科专家的最新研究成果表明,光线中的蓝光对孩子的眼睛是有帮助的,而红光反而有不良的作用。

防蓝光眼镜对老年人的视网膜细胞倒是有一定的保护作用。

所以佩戴防蓝光眼镜,让孩子的眼睛没有接收到好的有益的蓝光,反而接触更多不好的红光,只有害处而没有任何的好处。

保护眼睛的诀窍：你的孩子吃对了吗？

控制糖的摄入量，是保护视力的第一步

我们知道，视力的发育，特别是青少年眼睛的生长发育离不开各种必需的营养元素，合理的膳食可以帮助预防和治疗近视眼。

身体缺乏一些必要的营养元素，可能会成为造成近视的原因之一，比如缺钙、蛋白质补充不足或者缺乏维生素 A 都可能引起近视。因为，在缺乏营养的状态下，眼球巩膜组织会变得软弱无力，承受不住正常的眼内压力，从而导致眼轴的拉长而形成近视。这和长期缺乏营养，人也会变得弱不禁风，走路也不能抬头挺胸，导致身体驼背变形，是一个道理。

有的孩子很爱吃糖，其实糖类物质摄取过多会消耗体内的营养物质，因为糖本身不含矿物质、维生素、蛋白质等营养元素，不仅如此，糖进入体内之后还会消耗身体储备的钙和维生素，而钙质的减少就会造成眼部支撑组织和调节肌肉的弹性下降，进而形成近视。

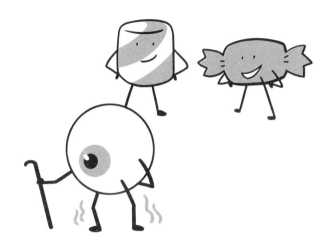

吃糖果和喝碳酸饮料过多会引发近视。

碳酸饮料还能影响视力？

常饮碳酸饮料不但会造成身体素质的下降，也会造成近视度数的加深。近视的发生与发展，是遗传因素、环境因素和营养因素共同作用的结果。

我们在看书、写字等近距离用眼时，双眼会产生集合作用。这时，眼睛的内直肌收缩，双眼内转，肌肉对眼球的压力加强。对眼球持续加压，可导致眼压升高。经常饮用碳酸饮料，会使体内的钙含量减少，巩膜中钙的含量下降，导致眼球壁失去正常的弹性，眼球很容易被拉长，使近视度数过快增加。

补钙竟然能强壮眼睛

青少年应多食用动物脆骨、豆类、虾皮、鸡蛋、花生、大枣等含钙量高的食物，只有这样才能保证每天钙的摄入量，在强壮身体的同时，也减缓了近视的加深。

花青素能有效护眼

花青素是植物中的色素，是一类水溶性黄酮类化合物，有保护微血管的作用，可改善眼部供血。同时，花青素还有利于加速视紫红质蛋白再生，从而在一定程度上减轻眼睛疲劳感和对弱光的视力敏感性，促进眼周毛细血管血液循环和维持正常眼压，有效保护眼睛。

富含花青素的食物有：紫薯、黑米、紫色玉米、高粱、甘薯、紫甘蓝、茄子、紫苏、胡萝卜、甜菜、蓝莓、黑莓、黑枸杞、黑加仑、红枸杞、蔓越莓、桑葚、蓝靛果、红树莓等，日常用眼多的人，应有意识地多吃一些这类食物。

叶黄素对眼睛的发育有好处

叶黄素，别名植物黄体素，在蔬菜、水果、花卉等植物中广泛存在，是一种具有维生素 A 活性的类胡萝卜素，是存在于人眼视网膜黄斑区的主要色素。

叶黄素是脂溶性维生素的一种,其吸收光谱含有近蓝紫光,能够帮助眼睛的视网膜抵御紫外线。对眼睛来说,叶黄素是一种重要的发挥作用的抗氧化剂。向人体补充大量叶黄素,有助于维护视力持久度,提高视觉反应时间,减少视觉伤害。对近视者来说,补充叶黄素可以延缓其近视度数的增加,并且经常摄入叶黄素能有效防止电脑辐射对人体的损害。

叶黄素食物来源广泛,在胡萝卜、木瓜、南瓜、柑橘、枸杞等橙黄色的果蔬中存在较多,但含量最丰富的食材是在绿叶的蔬菜中,如羽衣甘蓝、菠菜、韭菜、小白菜、芹菜叶、香菜等。

多吃胡萝卜素亮眼睛

随着近现代科学的进步,大量实验研究表明:在特定情况下,食用胡萝卜的确有助于改善视力。胡萝卜中含有大量 β-胡萝卜素,人体可以利用 β-胡萝卜素合成维生素 A,维生素 A 帮助眼睛将光转化为一种信号传达给大脑,从而让人们在黑暗时也能看见物体。

更重要的是,维生素 A 对眼睛内一个名为"黄斑"的部位意义重大。眼睛的视力好坏取决于眼底的黄斑健康与否,如果没有足够的营养来保护与支持,这个部位就会发生退行性的病变,也就是老化了,视力会衰退,甚至最终发生夜盲。

维生素补好，视力不疲劳

维生素 A 能有效预防和治疗干眼症，当人体内缺少维生素 A 时，很容易导致眼睛畏光，严重者可能会患夜盲症；动物肝脏中维生素 A 的含量远远超过奶、蛋、肉、鱼等食品。除了动物肝脏外，含维生素 A 丰富的食物还有杧果、西蓝花等。

维生素 B 对眼睛视网膜健康至关重要，缺少维生素 B 不仅会导致眼睛畏光、流泪、发痒等，还会使眼睛免疫力下降，容易产生视觉疲劳，影响视力；富含维生素 B 的食物有坚果、糙米、燕麦等。

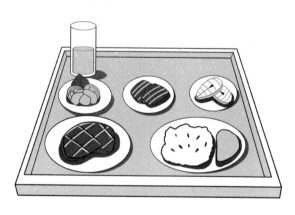

营养均衡为眼睛提供足够的营养。

维生素 C 本身就是眼球晶状体的组成部分，缺少维生素 C 的眼睛很容易患上白内障等眼部疾病。富含维生素 C 的食物主要为柑橘类、枣类等。

豆制品中含有人体必需的对眼睛有益的脂肪酸、植物性雌激素、维生素 E 和天然抗发炎剂。豆奶、黄豆、大豆乳酪这类豆制品有益眼睛健康。橄榄油和谷类食物等富含维生素 E 的食物同样有益于孩子的眼睛。

所以，我们鼓励孩子多吃蔬菜水果，补充眼睛所需要的营养，同时家长可以在做饭的时候，多给孩子变换一些花样，有的宝宝不喜欢直接吃蔬菜，我们可以做成蔬果汁，这样会让孩子更好接受。

为什么要多吃蛋白质？

眼睛需要很多的营养，人体眼球视网膜上的视紫质由蛋白质组成，如果蛋白质缺乏，就会导致视紫质合成不足，进而发生视力障碍。日常饮食中，要多吃些含蛋白质较高的食物，如瘦肉、鱼、蛋和大豆制品等。

所以说，孩子最好是不偏食、不挑食，少吃或不吃甜食，多喝牛奶，多吃木耳、海带等含钙高的食物，还要多吃鱼、虾、瘦肉、动物肝脏、豆类等蛋白质较高的食物，以及胡萝卜、绿色蔬菜等维生素含量较高的食物，增加对眼组织的"保护能力"。

现代医学研究表明，维生素与眼疾的发生、视力的好坏有着非
常密切的关系。用眼过多者，需要食用更多的维生素及矿物质
才能保护视力健康。

● 看看国外控制孩子近视的奇想妙招

美国：学校和家长联合制定的"八项注意"

在美国，戴眼镜的学生很少。除了课业负担轻之外，他们非常重视日常保健和积极矫正，所以美国孩子的近视率仅为中国的1/3。在美国，亚裔、非洲裔、拉丁裔儿童出现视力问题或眼病的概率比较高，社会各界都会鼓励新移民要克服目前语言和心理上的障碍，对儿童的视力问题多注意，遇到问题尽早就医；父母和老师应该鼓励儿童多进行户外活动，减少上网与打游戏等活动。同时，为了保护下一代的视力，美国的学校及家长还联合起来，制定了保护孩子视力的"八项注意"：

（1）电脑屏幕阅读或书面阅读时，每隔半小时闭眼休息 2 分钟；

（2）阅读过程中，要经常眨眨眼睛，以保持眼球湿润；

（3）室内光照应充足，建议使用全光谱灯泡（护眼灯）。这里提到的全光谱，可以理解为室外太阳光，特别是使用电脑的时候；

（4）使用防眩屏电脑显示器，防止显示器伤眼睛；

（5）显示器与眼睛要保持 45 ～ 76 厘米距离；

（6）显示器屏幕中心点最好低于双眼 10 ～ 20 厘米；

（7）室外阳光过强时，一定要戴太阳镜；

（8）每晚保证 8 小时睡眠。

加拿大：无论如何要保证 2 小时的户外活动

加拿大的护眼方式更加有趣，公立中小学生的家长，每个学期末都会收到校方寄来的一封"爱眼"信，信中强调视力保护的重要性、用眼卫生的注意事项以及定期接受视力检查的方法等内容。

加拿大的医疗体系中，眼科是少数设有直接门诊的专科之一，家长也可以根据校方建议，每半年带孩子到指定视光诊所接受定期的检查和治疗。如果在检查过程中发现孩子需要戴眼镜，眼科医生会为孩子配一副合适的眼镜，并且每隔 2 年更换一副眼镜。这一切都是免费的。加拿大保护孩子视力，除了勤查视力、及时配眼镜外，还包括以下两方面：

一是增加户外活动。加拿大学校特别提倡户外活动，无论学校硬件条件如何，每天都会保证至少 2 小时的户外活动时间。

二是减少用眼疲劳。加拿大学校的课时比中国短得多，且学校补课受到严格限制，一般不会"拖堂"。许多学生坐校车上学、放学，而校车到时间就发，过时不候。"拖堂"的老师，只能自己开车送孩子回家了。加拿大学校不提倡多留作业，低年级基本无作业，除毕业班外，高年级的作业要求当堂完成，不许带回家。这样一来，学生用眼学习的时间大大减少、用眼强度大为降低。

法国：把孩子的眼科检查放在社保里

　　法国的社保系统中有规定，孩子自小就要开始检查视力，包括检查各种眼睛的异常情况。检查的节点分别是在孩子出生后的第 1 周、第 9 个月、第 24 个月。之后基本保证一年一次，在各医疗中心或医院进行检查。

　　这些检查主要看孩子是否有遗传性、先天性的视力或眼部异常。当孩子 3 岁进入幼儿园后，学校会与社保系统联手注意预防孩子出现近视眼。主要表现在定期检查视力、注重户外运动、教室注意光线充足、培养良好的阅读习惯等。

　　在法国，专业人士给孩子们的常规建议是，定期去专业眼科医生那里做检查，不要忽视自己视力的变化。不要抽烟，不要喝酒，多吃水果、绿叶蔬菜和含有 OMEGA-3 脂肪酸的鱼类（OMEGA-3 脂肪酸，可以理解为对视力有益的营养物质），在需要的时候考虑服用维生素。

因此，法国学校食堂很注意食品营养的均衡，特别注重水果、蔬菜、含有脂肪酸鱼类的比例，这也有助于帮学生们预防近视。同时，法国的学校还会时时告诫学生，在强烈光线下要戴太阳镜来保护视力，多做体育锻炼来预防近视。法国很多学校越来越重视课堂、图书馆里的天然光线，以及营造明亮的阅读环境。

德国：给孩子戴"巫婆眼镜"

德国也是值得我们学习的一个国家，德国学生的近视率一直控制在 15% 以下，最重要的原因是德国人很重视提高孩子的自然视力。德国青少年眼睛保护专家说，眼部肌肉过度疲劳是导致青少年近视的主要原因，积极锻炼眼部肌肉不仅不容易近视，还有助于提高视力。因此现在德国的学校里都在推广眼部肌肉操。

孩子的自然视力是否能够得到提升，关键在于是否能长期坚持练习，而且学校从一年级开学时，就让学生戴上"巫婆"眼镜，戴上这个眼镜就会体验近视的感觉，了解造成近视的原因、戴眼镜对生活造成的不便等。为了提高孩子的视力，德国学校还定期进行望远活动，孩子们在走廊上，在公园里、山上，凝视远处绿油油的田野，远望天际起伏的群山。

日本：课桌可以调节高低

日本很多学校的课桌椅高度都是可以调整的，这样就可以保证高矮胖瘦不同体格的孩子，都能保持眼睛和书本之间的合适距离。日本的很多家庭都给孩子准备了可以调节高低的学生桌椅。

像每年体检一样，给孩子建一个视力档案

生活中，几乎所有家长都会记得孩子满月、百天这些纪念日，还会在这些日子里安排拍照留念、宴请宾客、送礼物等活动，但是家长却忽视了一件大事，就是应该给孩子的眼睛做一下筛查，并记录孩子眼睛的成长过程。

很多新生儿的眼科疾病在母亲做产前检查时无法被发现，但如果能在孩子出生后及时检查发现，并及早治疗，还是可以避免造成严重后果的。

现在，我们已经有仪器可以给 6 个月大的宝宝做屈光方面的筛查，这项技术已经在国际上运用了十多年，十分安全，只要对着宝宝的眼睛，几秒钟时间，就能知道宝宝眼睛的情况了。

随后，医生会通过及时跟进孩子的视力情况，看看孩子是否有近视的趋向，散光方面是否正常，根据孩子的实际情况给出合理的建议。

新生儿常见的眼科疾病，通常越早治疗效果越好。因为孩子的眼睛还没有发育完全，一切都是可以干预的，在这个时候

接受治疗会比孩子眼睛已经发育完全再进行治疗效果好很多。但是很多家长都等到孩子已经出现视力模糊、看不清黑板等具体症状时，才会带孩子到医院眼科检查视力情况，错过了最佳的治疗期，不仅治疗难度增大，还需要花费更大的成本，而且治愈的可能性也会降低。

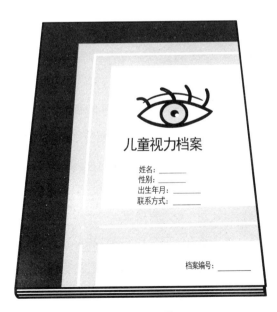

孩子的视力需要管理。

对孩子近视的预防和控制，视力档案也会给出准确的预测和建议。尤其对父母双方都是近视的家庭，建议父母和孩子都检查一下眼底，留下照片，存底，这样可以根据父母眼底的情况，预测孩子视力的可能变化趋势。

同时，每个时期家长都可以检测到孩子的视力发育、眼轴的长度、近视度数以及眼底变化，医生和家长共同配合，在必要的时期，准确地、有效地、科学地针对不同程度患有近视、远视、散光、斜视的孩子，采取各种不同治疗措施。

比如孩子还不到7岁，但是眼轴长度已经达到24厘米（成年人眼轴的长度）的时候，虽然单单从测量视力的验光单上看，数据可能并不明显，但是只要医生看到这个数据，就会建议父母注意控制孩子的用眼强度，及时对孩子视力的不良发展趋势进行防控。现在的科学已经有了一套完整方法，只要按照医生说的去做，就可以让不近视的孩子保持完美视力；在孩子产生假性近视的时候让孩子视力放松，恢复到完美视力；在孩子已经近视的时候，让孩子的近视度数不再增长。

我从现代医学角度给大家提供一个眼部检查时间表，可以按照这个时间点，定期带孩子到医院眼科进行检查。

时间点	检查内容及目的
出生后30天内	排除重大先天性疾患，如先天性上睑下垂、婴幼儿泪囊炎、眼底视网膜病变、视网膜母细胞瘤、先天性视神经缺损、先天性白内障、青光眼等
6个月到1岁	初步眼位检查，斜视检查，视力筛查
3~5岁	准确的视力检查，并且每年到眼科进行眼部健康检查
6岁左右	进行视力与眼位的复查
6岁之后	每3~6个月定期到医院检查视力

　　附录是我根据多年眼科临床经验给各位家长和孩子准备的"视力档案"。爱孩子不仅要给他最好的一切，更要给他一双明亮的眼睛。不如从现在开始，记录孩子视力的变化，让孩子眼睛的未来都在可控制范围内。

第 4 章

假作真时真亦假，
孩子近视也需要『打假』

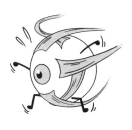

真假近视傻傻分不清，小妙招教你如何分辨

是不是低度的近视就是假性近视呢？是不是假性近视时间长了，就会变成真性近视呢？假性近视能不能治好呢？

错把假近视当成真近视，会毁了孩子一生

一年前，我接诊了一个孩子。孩子的爸爸在外地做生意，孩子说看黑板不清楚，爸爸没有太多精力，就带着孩子在眼镜店通过电脑验光，配了一副250度的近视眼镜。然而，孩子戴上电脑验光的眼镜后，总是说眼睛疼，不舒服，看东西是双像的。父母以为孩子的眼睛出了很严重的问题，就带着孩子来找我看病。我给孩子散瞳以后发现，孩子根本就不是250度的近视，而是400度的远视。

这种真正度数和验光测量度数不一致的情况，就是所谓的假性近视。

假性近视"欺骗"了电脑，我重新为孩子配了眼镜，但是由于误戴近视眼镜已经一年半，孩子继发了斜视，这就是不散

瞳验光的后果，孩子的爸爸追悔莫及。

常用的判断孩子近视的方法

是不是真近视，还是要通过验光才能真正确定。

一般来说，正规医院眼科给儿童验光的方法是散瞳验光，而眼镜店通常用的是电脑验光。这两种验光有什么不一样呢？

要回答这个问题，首先我要强调一个常识，就是儿童的近视分为真性近视和假性近视两种类型。

前文我已经说过，在我们的眼睛里，有一个"调焦系统"，这个调焦系统是由一系列肌肉组织联合组成的，包括睫状肌、晶状体和悬韧带。

就像照相机的调焦系统一样，经过一套系统的适度调节，才能保证图像的清晰成像。请注意，这里我强调的是"适度调节"，大家可以想象一下单反相机在手动调焦的时候，无论是多转一圈，还是少转一圈，图像都会模糊，只有当我们调节到合适位置，才能拍摄到清晰图像。而眼睛里的调焦系统要比照相机复杂、精密无数倍。

儿童眼睛的调焦系统最大的特点就是调节力非常强大，动力充足，所以会产生调节痉挛，表现就是原来不论看远、看近，眼睛都能自如调节清晰度。如果调焦系统发生暂时故障，只能看清近处，不能看清远处，这就造成了我们常说的"假性近视"

现象。久而久之，调焦系统发生故障，就会造成眼轴变长、眼球变形，进而演变成真性近视。

那么，怎么才能科学地区分真假近视呢？

医院通用的办法就是进行散瞳验光，原理就是通过使用睫状肌麻痹剂，让孩子过强的调焦系统暂时失灵，验出真实的近视数值。

常用的散瞳剂有三种，分别为：长效——阿托品、短效——美多丽、中效——赛飞杰。

使用阿托品以后，儿童视力的调节系统会完全麻痹，这样

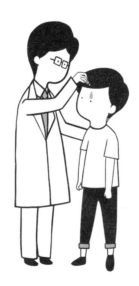

散瞳验光

验出的度数就是真实度数。但是由于儿童视力调节能力强，医学上通常会选用慢散瞳的方式，使用散瞳剂后视力恢复通常需要 3 ~ 4 周的时间。

散瞳验光对孩子的视力没有任何损害，因此我在这里提醒家长，如果孩子的眼睛出现问题，不要因为散瞳后短短几周里的小麻烦，而影响了孩子的一辈子。

所以，孩子选用哪种散瞳剂，家长是不能选择的，一定要由医生根据孩子的病情来决定。

父母看得懂验光单，心里才踏实

关于孩子眼睛问题的筛查，我建议由家长带着孩子去医院进行。

这并不代表用电脑测出来的视力没有参考意义，而是因为电脑验光后，时常有这样的情况发生：家长拿到验光单不知所措，根本看不懂。

我始终认为，作为孩子的父母，自己能看懂验光单特别重要，因为别人对孩子眼睛的状况再了解，都不如父母了解孩子的眼睛来得重要。

下面，我就来教大家解读验光单上的各种"暗语"。

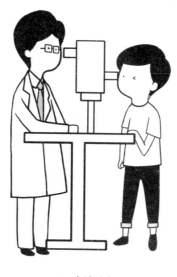

电脑验光

在我们的验光单上：

R 或者 OD 代表右眼；

L 或者 OS 代表左眼；

"＋" 号代表远视；

"－" 号代表近视；

S 代表近视或者远视的度数；

C 代表散光度数。

这下，不需要请医生来解读，你就能根据验光单，看出孩子的视力存在什么问题了吧？

编号		2020 年 1 月 22 日	名字		18 岁
		球镜（S）	柱镜（C）	轴位（A）	视力（V）
远用	右眼（R）				
	左眼（L）				
远用瞳孔距离（PD）___nm					
		球镜（S）	柱镜（C）	轴位（A）	视力（V）
远用	右眼（R）				
	左眼（L）				
近用瞳孔距离（PD）___nm					

医院：　　　　　验光师：

医院里的验光单

● 孩子有了假性近视，科学让父母有方法

一般我们说的真性近视都是轴性近视，假性近视则是睫状肌的调节痉挛，从这个定义来说，假性近视不是因为眼轴的改变，而仅仅是因为睫状肌的紧张。从原理上看，我们就知道，只要我们放松了这条紧张的肌肉，那么假性近视就可逆了，近视就能消失了。

最需好眼力的运动员给我们的启示

现在的孩子们普遍缺少户外运动，而室内的照明条件远远满足不了视力发育的需要。

这里，我先讲一个故事。

20 世纪 20 年代，美国的小伙子罗杰斯·霍恩斯比是棒球项目最杰出的击球手之一，但他有着"冷面王"的坏口碑。队友发现他不跟人交际，连看电影这种当时最流行的活动都不肯赏光参加。原因是他坚持要保护自己的视力，认为坐在漆黑的电影院里盯着明亮的银幕，会让他视力减退，导致击不中球，

所以他从不去电影院。

事实证明，罗杰斯确实有着非同寻常的视力，曾在 3 个赛季里平均每赛季击中超过 400 个球。

那么，他的坚持有道理吗？

最近有科学家证实了这种观点——花太多时间宅在室内，真的会增大近视发生的可能性。

我们在出门诊和患儿家长交流的时候，发现大多数家长都有这样一种观念：认为眼睛近视通常都是由看书、玩电脑过度造成的。事实上，原因当然不止于此。除了长时间、近距离、不间断地用眼之外，人们的日常读写都在缺乏阳光或是光照不强的室内进行，眼睛缺少光照，这也是导致近视的主要原因。

美国的研究人员曾对 500 个视力正常、学习努力的儿童进行了长达 5 年的跟踪监测，最后发现，室外活动多的孩子比室外活动少的孩子普遍视力更好，近视的发生率要低很多，因为他们的眼睛能接受更充足的光照。

更有力的证据出现在台湾南部的某所学校。这里的老师应学校统一要求，让孩子们将每天 80 分钟的课间时间全都用在户外，不许他们课间留在室内。一年以后，只有 8% 的孩子被诊断为近视，而附近一所学校的近视率则是 18%。

为了更单纯地测试光照和近视的关系，研究员做了另一个实验。他们给一只小鸡戴上了一种特制的眼镜，大幅弱化其视线内的光照，结果这只小鸡竟慢慢变成了近视。但另外一只高强度光照下的小鸡，得近视的速度要比这只低强度光照下的小鸡慢60%。研究员又在猴子身上进行了同样的实验，结果也一样。

这到底什么原因呢？

科学家们推测，明亮的光线会刺激眼睛里某种激素的释放，而这种激素能抑制眼球变形，眼球一旦变形，就会导致聚焦不实，就演变成近视眼了。所以光照在这里起到了预防近视的作用。

可能有人会说，我在室内把灯开得亮一点不就行了吗？

我给出的答案是：不行。

因为与自然光相比，室内照明产生的光信号并不足以起到"猛踩刹车"、阻止近视发生发展的效果，因为在阳光明媚的好天气下，户外光强在28000 ～ 130000lx之间，而室内光强平均还不到1000lx，室内光的强度比户外低几十倍甚至100多倍，所以根本达不到眼睛需要的光照强度。

但是，关于室内照明，有些问题也一定要留心。给大家讲这样一个故事：前阵子有个妈妈带着孩子慌慌张张来找我，说刚刚给孩子洗澡的时候开了浴霸，洗完才反应过来孩子好像老盯着浴霸看！平时连大人盯一会儿浴霸眼睛都不舒服，她请我帮忙看看，孩子的眼睛有没有受到损害。

我问："孩子盯浴霸的时间有多长呢？"

母亲回答："三四分钟。"

我又问："孩子眼睛和浴霸的距离大概有多少？"

母亲答道："两米多。"

了解了基本情况，我便让这位母亲放宽心，因为时间短，且距离在两米以上，原则上对眼睛是安全的。

这位母亲又问："要怎么知道开了浴霸对宝宝眼睛有没有产生伤害呢？"

我教了她一个判断宝宝眼睛有没有受到伤害的简单方法。如果盯着浴霸看完以后，宝宝的眼睛没有红，也没有流泪，另外也没用手去揉眼睛，这个时候可以初步判断是没事的；如果发现宝宝眼睛红、流眼泪，还用手去揉眼睛，家长就要立刻带孩子去医院，请医生判断有没有问题，如果有问题，要赶快给宝宝用药治疗。

所以，万事皆有例外，类似浴霸这种非自然性的高强度室内光源，就要注意尽量避免让孩子直视。

除了光照的强度，户外环境还提供了一套不同于室内的余光景物。

所谓余光景物，其实就是人的眼角余光所看到的东西。室内的余光景物往往都是家中距离比较近的东西，比如家里的衣服、柜子等，而室外的余光景物，往往会相距较远，视野比较开阔，可能是街道高楼，也可能是大海蓝天。因此，在连续性室内用眼后，要到室外转换一下用眼距离，中断之前的近距离用眼，让眼睛得到充分的放松。

很多家长也知道让孩子下课多在户外运动，眼眺远方，多看绿色，但是可能并不了解这里面具体的科学道理。不知道诸位家长现在明白了吗？

对尚未形成真性近视的孩子来说，充分的户外活动，可以有效预防近视；而对已经真性近视的小孩来说，户外活动形成的保护则不那么明显。所以，预防近视，一定要从小开始，在幼儿园阶段就要保证孩子有充分的户外活动时间。

我经常在门诊告诉家长朋友们："就预防孩子近视而言，让孩子走出户外，或许比减少他们的近距离用眼要更容易一些，踢也要把孩子踢出门去活动！"还没有近视的孩子们，赶紧开始每天 2 小时户外运动吧！

科学上有办法让孩子不再假性近视

对于假性近视，除了户外运动，医疗的干预也可以起到很好的作用。下面就介绍一种控制儿童近视继续发展的眼药水——0.01% 浓度阿托品。

阿托品是一种放松睫状肌的眼药水。我们所说的假性近视，其实就是睫状肌痉挛产生的效果。若能选用合适浓度的阿托品，按照医嘱，适当地放松睫状肌，就能很好地控制近视继续发展。

根据新加坡一研究机构多年的研究结果，阿托品对延缓近视发展有明显的作用。恰当地使用阿托品，可以抑制近视的加深和眼轴的生长，并且对亚裔孩子的效果要比白人孩子更明显。

　　阿托品不建议家长自己给孩子滴，而是需要在医生的指导下进行用药。遵照目前国际上的经验，我们一般推荐将低浓度阿托品连续使用 2 年，这样效果比较好。至于使用阶段，我建议在儿童近视发展较快的时期使用。

　　孩子假性近视和真性近视的发展进程，并不是稳步的，而是会像孩子长个儿一样，在一段时间里迅速发展。但是，只要按期给孩子眼睛做检查，掌握孩子视力的发展规律，在孩子视力突然发生改变的时候，用医疗手段进行干预，就能起到很好的作用。

　　不过我要再和各位家长强调一下，使用阿托品一定要去到有临床研究资质的医疗机构，在医生的密切监控下，才会确保安全。

仪器能帮孩子的眼睛做运动，和假性近视说再见

　　当孩子在假性近视阶段，还有一个帮助眼睛放松的"神器"，叫作全自动晶体调节镜。

　　让孩子在早晨和晚上分别戴上全自动晶体调节镜，持续 15 分钟，就能适当地弥补孩子每天户外运动不足 2 小时，导致睫

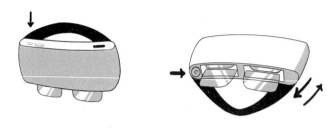

全自动晶体调节镜

状肌不能得到很好的放松的遗憾。

全自动晶体调节镜的原理是：由两组不同度数的镜片构成，其中一组是近视 200 度，另一组是远视 200 度。两组镜片在孩子的眼前按照医生设计好的规律，不断自动交替，这个时候，让孩子通过这两组不同度数的镜片看近处的图片或绘本，从而达到让孩子不出屋就能眺望远处物体、放松睫状肌的效果。

睫状肌的力量加强了，孩子眼睛的调节功能就增强了，就可以达到控制近视的目的。

七年前，我曾经接诊过一个重点学校的学生，孩子已经出现了假性近视的情况，所幸孩子的父母在这个关键时期把孩子带到了我这里。

我说："能不能让孩子每天户外运动 2 个小时？"

妈妈看了看爸爸："那就少上一个补习班吧。"

爸爸说："少上补习班？怎么可能，要是学习成绩下降了，你负责吗？"

　　我听到这里，感觉十分痛心，难道成绩比一双眼睛还重要吗？我就向他们推荐了全自动晶体调节镜，并和这对父母说："如果不能坚持户外运动的话，戴上这个，每天早上 15 分钟，晚上 15 分钟，要坚持，这样就能达到每天户外运动两个小时的效果，但是需要每三个月把孩子带来复查一下，跟进孩子视力的发展情况。"

　　就这样，通过使用全自动晶体调节镜，孩子的视力得到了很好的控制，在定期来医院复查的那段时间里，孩子一直都没有近视。

第 5 章

科学干预，合理应对，近视可以控制

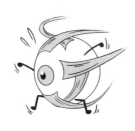

● 真性近视原来是这样

什么是真性近视？

了解到底什么是近视，你首先需要知道近视背后的医学原理。

眼科专家通过大量病例研究证明，近视眼是眼轴变长导致的。而眼轴变长则是缘于近距离用眼和连续用眼时间过长这两种"致命"的不良用眼习惯。

想确定自己的孩子是否有近视，要进行两种检查：一种是电脑验光，一种散瞳测视力。

最简单的筛查方法是到医院做一次电脑验光，如果电脑验光结果显示没有远视度数，仅有近视度数，哪怕只近视50度，也能说明孩子已经有近视或者已经有近视的趋势了。

出诊时，当我给孩子用电脑验光验出有近视迹象时，就一定会用散瞳剂给孩子散瞳以进一步确诊。如果散瞳以后，孩子测量视力的结果显示仍然存在近视，那家长可要重视了，这说明孩子已存在真性近视。此时，父母一定要监督孩子改变不良的用眼习惯，让近视程度不再加深。

当孩子产生近视以后，往往看远距离的物体时就看不清楚了。

有家长追问，如果我的孩子已经有了近视，那么不同的近视度数，能看清物体的距离分别是多少呢？

相信戴眼镜的父母，一定知道在自己的度数下，摘掉眼镜看向远处的真实感受。对此，我在这里便从眼科医学的角度具体描述一下，帮助各位家长形成一个更直观的理解。

我们分为两方面来解读，一方面是你近视的度数，即理论上你应该能看清的距离；另一方面是眼睛里调节近视的睫状肌起到的作用。这两个方面都会影响你能看清物体的具体距离。

一般来说：

100 度的近视大概能看清 4 米远的物体；

200 度的近视大概能看清 3 米远的物体；

300 度的近视大概能看清 2 米远的物体。

若孩子眼睛的调节功能不健全，可能还会令其在看物体的时候模糊感加重。

了解孩子的真实视力，家长应该知道什么？

　　孩子对父母说自己看不清楚东西了，父母着急的心情十分正常。而此时，父母应该做的不是瞎着急，更不是立马带着孩子去配眼镜，而是应该了解孩子视力的真实数据，确定孩子的度数。

　　一般来说，正规医院眼科给儿童验光的方法通常是散瞳验光，而眼镜店通常用的是电脑验光。我开头就很严肃地说了，儿童配镜一定要去正规医院散瞳后才能验光，因为这两种验光方法原理有很大的不同。

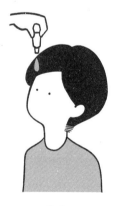

1.散瞳验光

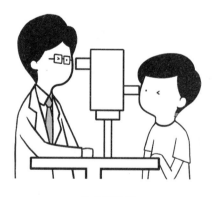

2.电脑验光

眼镜店验光，通常使用电脑验光仪，但孩子眼睛的调节系统最大的特点是调节力强、"马力大""动力足"，这种调节是随时变化的。所以，孩子眼睛里的调节系统，常常会轻易地欺骗电脑验光仪和验光师，结果也往往是不够准确的。

给假性近视的孩子佩戴近视眼镜，最直接的影响就是会增加孩子眼睛的负荷。戴了眼镜后，不仅不能控制近视，反而会增加近视度数。所以，我们医生常常把这种给假性近视孩子配的眼镜叫作"有毒的眼镜"。

而医院通常使用散瞳验光，原理是通过使用散瞳剂，让孩子过强的调焦系统失灵，验出真实的近视度数。

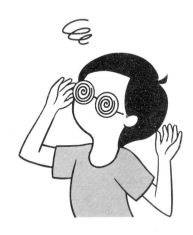

有毒的眼镜

常用的散瞳剂有三种：阿托品、美多丽，还有赛飞杰。使用散瞳剂后，眼睛的调节系统会完全麻痹，这样验出的度数就是真实度数。

前文提到过，孩子散瞳验光后，通常需要 3 ～ 4 周眼睛才能恢复正常视力。这也是很多家长和孩子不愿去医院散瞳的主要原因。但我的主张是，为了长远考虑，宁可忍受这三四周散瞳后的眼睛不舒服，也要对孩子的视力负责。

我再强调一次，孩子看不清东西，首先要区别是真性近视，还是假性近视，区分的唯一方法就是去医院进行医学散瞳验光。

近视的程度如何划分？

近视的程度有深有浅，按照屈光度的高低，近视可以划分为轻度近视、中度近视、高度近视和超高度近视四种类型。

其中，轻、中度近视属于一般性近视，这类人的眼球，只是眼轴变长，处于近视性屈光状态，眼内并没有别的病变，也叫生理性近视。这类近视眼比较多见，一般到 20 岁以后，近视度数就会逐渐稳定下来，屈光度不会再继续增加。

而高度近视里边含有一种极具危险性的病理性近视，除了会造成视力下降以外，还会出现高度近视性的眼底改变，引发

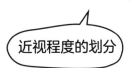

近视程度的划分

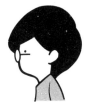

300 度以下为轻度近视

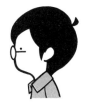

300 ~ 600 度为中度近视

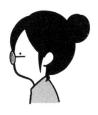

600 ~ 900 度为高度近视

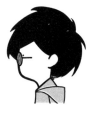

超过 900 度则属于超高度近视

很多问题，严重的甚至会导致失明。

所以，当孩子刚刚近视的时候，父母就要对孩子的近视发展进行防控，让孩子的近视控制在轻度近视和中度近视的范围内，不要让孩子的近视发展成高度近视。

近视的科学辟谣：不要让以讹传讹的
谣言耽误了孩子

"戴了眼镜就摘不下来了，所以千万不要戴眼镜"

真性近视必须通过佩戴眼镜来控制孩子近视的发展程度。

有些学龄前的孩子得了近视后，父母会觉得"孩子还小，也不怎么用眼睛读书，不戴眼镜也没关系"，但其实，对已经得了近视的孩子来说，所谓"最佳配镜时间"是不存在的，一旦发现孩子得了近视，就要立刻配镜。

为什么孩子出现真性近视就要立刻配眼镜呢？

首先，如果孩子近视了，通过配眼镜是可以完成视力矫正的，而且能够避免弱视的发生，这对 12 岁以前的孩子来说尤其重要。

其次，戴眼镜可以减轻视疲劳。如果孩子因为近视看不清东西，眼睛会通过被动调节来达到看清物体的目的，长期的过度调节，必然会导致视疲劳的发生，结果反而会使近视度数加深，造成恶性循环。

"戴眼镜，度数会越戴越大，还不如不戴呢"

及时给孩子戴眼镜，会让孩子的近视程度得到有效的控制，矫正眼睛的屈光不正。良好的视觉质量，更方便孩子日常的学习和生活。

既然如此，为什么还会有"戴眼镜度数会加大"这个说法呢？如果孩子戴了眼镜，发现近视程度还是有所增加，其实是由内因和外因共同造成的。

内因：儿童、青少年正处于发育阶段，眼球会同身体一样随着年龄的增长而变长，近视也会慢慢加深，这也是孩子眼镜度数越来越大的主要原因。

外因：孩子不注意用眼卫生，即长时间、近距离、不间断地用眼造成的。

从眼科的专业角度建议，孩子一旦发生近视，不管孩子近视的度数是多少，建议长期佩戴眼镜，调节眼部痉挛，矫正屈光不正，兼顾内外因，杜绝孩子近视度数增长的可能性。

"孩子近视了，上课往前坐几排就看清楚了"

这个说法是非常不正确的。

家长应避免孩子长期坐前排，因为一个普通中小学教室里，面向黑板的最佳视觉位置是距离黑板 5 ~ 6 米的座位。

如果家长发现孩子视力下降，就急着将座位向前调，这样只能暂时缩短眼睛与黑板之间的距离，让孩子勉强看清东西，并不是在正常距离内进行调节和视物。而且，离黑板越近，眼睛越容易疲劳，长期如此，会造成睫状肌痉挛，产生眼涨、头晕、视力下降等症状。这会令原本假性近视的孩子变成真性近视，让已经真性近视的孩子近视度数进一步加深。

除了上课时的座位会影响孩子的视力健康，学习过程中也有很多因素会影响到孩子的视力。预防近视的发生、控制近视度数的增长，不是单靠座位调整就可以做到的，家长们平时在家里还应注意孩子书桌的摆放位置、家里灯光的选择等，更要教会孩子合理用眼，课间尽量到外面走走，多进行户外活动等。

所以，坐到前排，不能解决眼睛近视的根本问题，配眼镜和防控近视才是真正的解决方法。

"戴眼镜，眼球会突出，就不好看了"

很多人对眼镜的理解有个误区，觉得戴眼镜会让眼球突出，会不好看，这也是很多孩子不肯戴眼镜，或家长不愿给孩子戴眼镜的原因。

在这里，我要从专业角度告诉家长们，眼球突出，是近视本身造成的，和是否戴眼镜无关。眼球由于近视而变长了，变大了，而我们的眼眶却没有相应地增长和改变，眼球就会显得突出。

所以不及时给孩子配眼镜，只会让孩子近视的度数不断加深，导致眼球更加突出。

"眼镜上课戴就行了，下课就可以摘了"

这是家长们的另一个普遍困惑。有些刚刚被确诊为近视的孩子，在戴不戴眼镜的问题上特别纠结。理论上，我还是建议孩子长期佩戴的，哪怕只有 100 度的近视。但是如果家长和孩子执意要摘，在这里还有一个基本的指导原则，就是戴不戴眼镜，要看孩子的裸眼视力和调节力。

如果孩子裸眼视力低于 0.4，就应该常戴；

如果孩子裸眼视力高于 0.6，就可以选择性地佩戴。

我们换个变通一点儿的说法，也就是说：

低于 125 度的近视，看黑板戴，看书不用戴；

125 ～ 250 度的近视，看黑板戴，看书可以戴，也可以不戴；

250 度以上的近视，平时都要坚持戴眼镜。

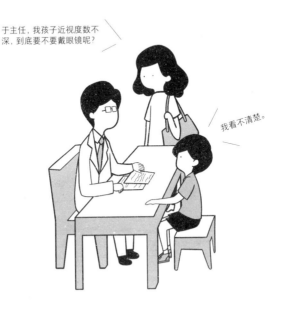

"近视了，将来做个近视眼手术就行了"

其实患了近视并不可怕，中度近视（600 度以下的近视）长大以后做一个激光手术，近视问题就可以解决。但是如果近视控制得不好，到了 18 岁以后超过了 1000 度，甚至到了 1500度以上，这个时候即使做了近视矫正手术，近视遗留给你的视网膜脱离、眼底出血、视网膜裂孔、脉络膜萎缩这些并发症，对眼睛造成的损伤却是无法补救的。

所以，病理性近视的眼底埋藏着五颗定时炸弹（视网膜、脉络膜萎缩；眼底出血；视网膜脱离；后巩膜葡萄肿；继发白内障、青光眼），这五颗炸弹就是上述五种严重的并发症，一有风吹草动，这五颗定时炸弹就会爆炸。

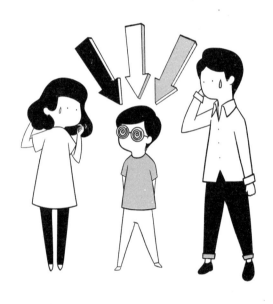

父母应该控制孩子的近视，如果变成高度近视，就会并发 5 种严重眼底病。

● 配镜的小妙招

成人配镜和儿童配镜的区别

儿童验光配镜和成人验光配镜，完全不是一回事儿。

儿童眼睛的组织结构没有发育成熟，视力的调焦系统强大，眼睛还在发育当中，完全没有定型，好的眼镜能为眼睛发育做好保障，而不好的眼镜会损伤眼睛。打个比方，成人的眼睛就像是牛肉干，已经定型了，孩子的眼睛像是长在牛身上的鲜牛肉，还在生长发育当中，他和成人的眼睛的结构完全不一样。儿童的眼睛并不是缩小版的成人的眼睛。

因此在配眼镜的过程中，儿童眼镜验配和成人眼镜验配的原则完全不一样。成人验光配镜可以根据工作需要灵活掌握，比如矫正到 0.8 或者 1.5 都正常，没有什么危害，因为成年人眼睛已经发育成型。经常看书、看电脑的人，就可以配一副注重看近处清楚的眼镜；如果是专职司机，就可以配注重看远处清楚的眼镜。

　　儿童验光配镜最佳的矫正视力，我们医生建议是 1.0。这是全世界的眼科专家经过多年摸索，研究出的最佳儿童视力矫正标准。矫正视力太低，比如 0.7，孩子看不清，近视仍然会加重；矫正视力太高，配到 1.5，会增加孩子眼睛的负担，产生视力疲劳等多种危害。

　　所以，希望各位家长不要再纠结，请根据医生的建议，正确科学地为孩子配眼镜。

　　有一种红绿模拟视标，可以用来自测孩子眼镜度数是否合适，具体使用方法已附在赠品红绿模拟视标上。

为什么儿童配镜不能"立等可取"？

　　我给大家讲一个真实的故事：

　　我在出门诊的时候，曾经接诊过一个三年级的小姑娘，她爸爸妈妈在上海做生意，带她的爷爷奶奶非常溺爱她，每天都让她玩很长时间的电子游戏，既看电脑，又用手机。结果，她视力从 1.0 降到了 0.2。爸爸图省事，带她到眼镜店做了检查，当天就配了副 300 度的近视眼镜。

　　但是戴了一段时间后，她的眼睛非常不舒服，出现疲劳、疼痛、重影等情况。爸爸带着孩子到医院找到我，我给孩子用阿托品散瞳以后，结果让所有人震惊：孩子竟然是 250 度远视！

　　一个没有近视的孩子，戴一副 300 度近视的眼镜，而且戴了一个学期，孩子爸爸追悔莫及！

经过一段时间的调整治疗，孩子最终摘掉了眼镜，戒掉了长时间上网、玩游戏的毛病，最后在我们的指导下恢复到了1.0的视力，根本不用戴眼镜了。

但是由于戴了一个学期的过矫的近视眼镜，孩子还是出现了内斜视，这是不可逆的，未来需要做手术干预。

通过这个故事，我要再次强调，给孩子配眼镜绝对不能"立等可取"。假性近视的孩子如果佩戴近视眼镜就是戴了一副有毒的眼镜。如果孩子出现看不清楚的情况，首先要到医院筛查是否有先天性眼病，通过筛查后，再进行科学的验光、科学的配镜、科学的治疗。

孩子不喜欢戴眼镜，戴隐形眼镜也一样吗？

儿童一定不能戴隐形眼镜。

很多妈妈怕孩子戴近视眼镜以后眼球突出，眼睛不好看，就想给孩子配隐形眼镜。

在这里，我特别强调，儿童是绝对不能戴隐形眼镜的。儿童眼睛尚未发育成熟，眼角膜组织比较柔弱，佩戴隐形眼镜容易造成发炎、感染，严重的角膜感染甚至有可能导致失明。

给孩子选眼镜，看似只关乎美观，其实包含大学问

给孩子选镜框，爸妈长点心

儿童眼镜需要为孩子提供足够大的视野。由于儿童活动多，经常蹦蹦跳跳，所以要为他们选择合适的眼镜：镜框太小，

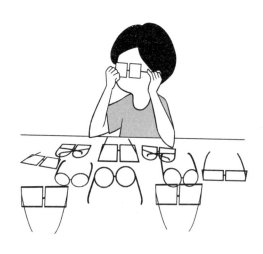

选眼镜

视野会变小；镜框太大，重量增加，容易戴不稳，还会增加斜视发生的概率。所以，要根据孩子的脸型和双眼位置，选择大小适合孩子的眼镜框。

眼镜腿和鼻托也有大讲究

给孩子选眼镜的时候应该特别注意眼镜腿的选择。眼镜腿选好了，才能确保眼镜保持在正确的位置上，同时具有较长的使用寿命。

运动型的眼镜腿是不错的选择。这种眼镜腿非常柔韧、有弹性，并且能够贴合儿童的耳朵。儿童眼镜的眼镜腿长度要能到耳垂并且覆有一层软塑料。最好选择带有隐藏防滑功能的镜腿。很多孩子容易过敏，眼镜腿的材质一定要选择防过敏材料。

儿童的头部与大人的头部形状、结构有很大的不同，尤其是鼻梁的高度，大多数儿童的鼻梁较低，因此，儿童配镜最好选鼻托高的，鼻托可调的眼镜架效果更好。否则，镜架鼻托低，眼镜易贴向眼球，甚至碰到睫毛，造成孩子眼睛不适。

前沿医学如何治疗近视？

治疗近视的"神器"——OK 镜

对于已经有了近视的孩子，佩戴 OK 镜是一种新的儿童矫正、控制近视增长的方法。

它的用法听起来很神奇，即趁孩子睡觉的时候同步进行干预治疗。具体操作方法是，让孩子睡觉的时候戴上一种特殊的隐形眼镜，第二天，孩子的视力就可以恢复到 1.0。这种在晚上戴的特殊眼镜，医学名称叫"角膜塑形镜"，英文名称叫"ORTHO-K"，还有一种流行的名称叫"OK 镜"。

OK 镜现在已经成为比较流行的矫正、控制近视的"神器"。大到三甲医院，小到视光中心，甚至连普通眼镜店都在推广验配。

那么，OK 镜到底是什么东西？ OK 镜为什么能治疗近视？国内外的眼科专家怎么看待 OK 镜？ OK 镜与普通眼镜效果的差别有多大？听我细细道来。

　　OK 镜是一种通过改变角膜前表面形态来矫正近视的硬性高透气性接触镜，它是一种隐形眼镜，但它是硬性隐形眼镜，与普通成人戴的软性隐形眼镜是完全不同的。其安全性要远远高于普通的软性角膜接触镜，主要作用是矫正视力并且延缓近视的发生

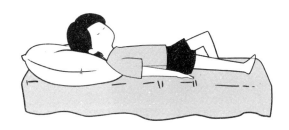

睡觉的时候戴上 OK 镜。

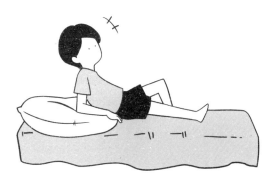

早上起来摘掉 OK 镜，视力恢复到正常。

OK 镜在 20 世纪 60 年代就问世了。1998 年，美国食品药品监督管理局（FDA）批准日戴型 OK 镜临床使用。OK 镜经过半个世纪的技术更新，现在安全性已经非常高了。很多负面的消息，都是在 20 年前，OK 镜被引进国内之初，没有严格监管的情况下发生的。现在的 OK 镜有国家药监局的正式批文，在正规医院操作验配，验配角膜镜的从业人员也都有相关资质，验配后各项复查都是在医生的指导下完成。所以，现在的 OK 镜品质上是有保障的。如果有佩戴需要，在医生的指导下，孩子可以放心地使用。

OK 镜为什么这么神奇？

OK 镜为何能在短时间内能提升裸眼视力？

要说明这个，首先要了解它的结构设计。

OK 镜分为多个区域，依次为治疗区、反转区、稳定区，各个区域的作用也不同。通俗地解释，就是 OK 镜就像一个神奇的工厂，这个工厂在孩子戴上 OK 镜睡着觉以后就开始工作了，OK 镜把角膜表面的细胞和泪液膜重新进行挤压和排列，近视孩子原来的角膜面是一个拱形的界面，经过塑形以后就变得平坦了。

等到第二天早晨孩子一睁眼，角膜的形状已经发生了改变，视力由原来的 0.3 达到了 1.0，甚至 1.5，几乎达到了正常

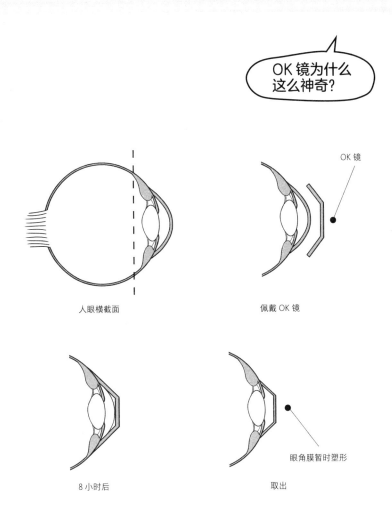

佩戴 OK 镜暂时性改变角膜形态，重塑角膜。

的视力标准。有了这样的视力水平，孩子在学校看黑板、看书，正常的阅读都不会受影响，这就是 OK 镜发挥作用的整个流程。

坚持戴镜，久而久之，孩子近视的增长就能得到有效控制，而且这个眼角膜的加工重塑过程，都是在孩子睡梦中不知不觉完成的，这就是 OK 镜的神奇作用。

OK 镜和普通眼镜的区别——OK 镜的优势以及佩戴要求

现代眼科的研究表明，通常我们配完眼镜以后，瞳孔中心的矫正视力是 1.0，但是视网膜周边的矫正视力达不到 1.0，还残存部分近视。这个残存的近视对成人没有影响，但是对儿童

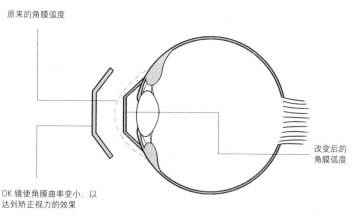

原来的角膜弧度

改变后的角膜弧度

OK 镜使角膜曲率变小，以达到矫正视力的效果

会造成近视的进一步发展，这就是目前已被国际医学界证实的，能够引起近视加重的"周边离焦理论"。OK 镜经过塑形以后，让孩子目视正前方和周边的视力都达到 1.0，孩子白天看东西的时候，就不会再过度使用眼睛的调节功能了，所以，可以有效控制儿童近视的进一步加重。

介绍了 OK 镜的诸多优点，那么哪些孩子可以验配 OK 镜呢？

首先，佩戴 OK 镜之前，要做一个基本筛查，检查孩子角膜硬度、角膜形状、眼压水平、角膜散光，以及是否有其他眼病，检查通过以后，还要给孩子进行 OK 镜的验配试戴，这些都确认没问题，才可以给孩子佩戴 OK 镜。

有哪些孩子适合戴 OK 镜呢？

（1）想要摘掉眼镜的，七岁以上的孩子；

（2）近视发展较快的孩子；

（3）近视度数 ≤ 500 度，散光度数 ≤ 150 度；

（4）眼前节健康、无角膜结膜的疾病；

（5）有非常好的依从性、有良好的卫生习惯，能按医嘱定期复诊。

哪些孩子不能验配 OK 镜？

（1）患有各种眼部疾病的，如干眼症、炎症、青光眼、突眼；

（2）对矫正效果有不合理的预期的；

（3）试戴 OK 镜后塑形效果差的；

（4）个人卫生习惯差、不能坚持遵循医嘱佩戴的；

（5）屈光度数过高，近视度数高于 500 度，散光度数高于 150 度的。

由此可见，OK 镜虽然是一个非常好的治疗近视的方法，但是并非所有的孩子都能佩戴，通过检查和给孩子试戴以后，如果医生表示你孩子眼睛条件不具备，不能佩戴，家长一定不要勉强给孩子佩戴。

OK 镜使用的注意事项

无论 OK 镜效果有多理想，都一定要为孩子配一副备用的框架眼镜，目的是当孩子发烧、感冒、游泳、眼睛有炎症的时候，可以代替使用。切记，当孩子出现上述情况时一定不要戴 OK 镜，要换备用的框架眼镜。

一旦配了 OK 镜，家长最好定期带孩子到医院去做复查，保障安全。我曾经见过很多家长，给孩子佩戴 OK 镜以后感觉效果不错，结果两年的时间都没有再带孩子到医院复查，这是非常不对的。

最后再强调一下，科学地佩戴 OK 镜是安全的，而且可以有效地控制或预防儿童近视的加重，但是一定要到有资质的医院给孩子进行检查，孩子经过检查以后，要根据医嘱再决定是否验配。

OK 镜要佩戴到什么时候，更换频率如何？

OK 镜是有效矫正和控制近视发展的一种工具，孩子由于身体的发育，眼睛也随着一起发育，但是孩子到了 18 岁，眼睛的发展已经基本定型，到了那个时候，就可以不继续佩戴 OK 镜了。

OK 镜不是永久佩戴的，具体一副 OK 镜需要佩戴多久需要医生根据孩子的视力发展情况给出专业性的建议。

第 6 章

高度近视到底有多危险？

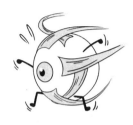

● 高度近视，不仅是近视度数深这么简单

"度数深了就配眼镜，高点儿就高点儿吧。"

"等到近视的度数高了，再给孩子配合适的眼镜吧！"

相信很多近视儿童的家长都有过这种想法。

但是，近视度数高了，真的没其他影响吗？

父母这样对待孩子的近视，可就大错特错了。简单来说，孩子的近视度数，就像我们熟知的血压和血糖指数一样，切不可过高。

有的家长要说："我的孩子已经近视了，而且度数一直呈现增长趋势，这可怎么办？"

我的建议是，如果孩子已经开始近视了，一定要及时进行有效防控，不要让轻度近视变成高度近视。因为高度近视不仅仅只是"近视了，配个眼镜"这么简单的事情，极有可能会产生一系列不可预估的并发症。

高度近视，好比在一个大桥下安了五个定时炸弹，无论哪个炸了，这座大桥都不能通行了。

这五枚眼里的"定时炸弹"分别是：

视网膜和脉络膜萎缩

眼底出血

视网膜脱离

后巩膜葡萄肿

继发性白内障和青光眼

眼科专家就像是"拆弹专家"，高度近视的患者一定要定期到医院去做眼底检查，如果发现眼底的这些危险因素有加重

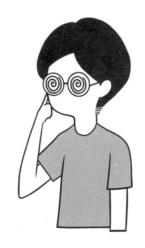

高度近视的小孩，眼镜非常厚。

的风险，眼科专家就会采取相应的措施治疗眼睛，比如发现了视网膜周边裂孔，眼科医生就会用一种特殊的眼底激光帮助患者把这些裂孔封闭掉。

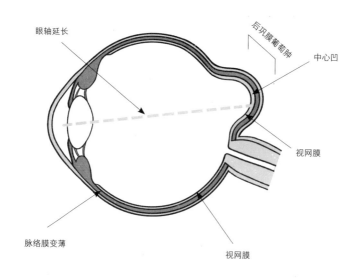

这些病名大家可能有些陌生，但是听上去是不是都挺吓人的？ 5种并发症，其后果都是不可挽回的，但对视力的有效防控，则能减少并发症的发生，在这一点上，科学已给出有力证据。

临床数据证明，当人们近视度数低于500度时，以下病症的患病风险，相比近视 500 度以上的人群，均呈现大幅下降趋势。

白内障风险	同比下降 74%	↓
青光眼风险	同比下降 67%	↓
近视性黄斑病变的风险	同比下降 99%	↓
视网膜脱离的风险	同比下降 98%	↓

从上面的数据可以看出来，对近视进行有效的防控，是可以做到阻止高度近视并发症的产生的。对带着孩子来找我看近视的家长，我每一个都会叮嘱，不要让近视加深，要经常来复查视力和近视度数，用科学的方法有效地对近视的发展进行防控。

● 高度近视到底可怕在哪里?

视网膜和脉络膜萎缩

我们前面说过，孩子近视的原因是眼轴变长，正是由于眼轴变长，视网膜和脉络膜就变薄了。视网膜和脉络膜的变薄，容易引起网膜裂孔，进而引起网膜脱离。视网膜、脉络膜萎缩的面积越大，对视力的影响程度越大。如果萎缩的面积大到波及视网膜的黄斑中心凹（眼睛最敏感的注视区域），孩子的视力会受到严重损伤。

我们打一个比方，视网膜、脉络膜变薄的危险就像我们平常擀饺子皮一样，擀得太薄了，饺子皮就会出现破孔，这个饺子皮也就不能用了，即使包起来也会露馅儿。

前面提到过，轻度和中度近视再进一步发展就变成了高度近视，眼球的形状就由"西瓜"变成了"冬瓜"，导致视网膜变薄、变脆、变性，最后产生裂孔。所以控制孩子的近视度数，还是非常重要的。

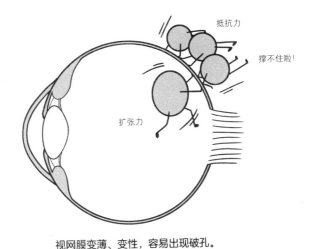

视网膜变薄、变性，容易出现破孔。

眼底出血

　　高度近视的孩子，眼底会产生变性区，严重了就变成萎缩区，有了变性区、萎缩区，眼底就会进一步长出很多新生血管。

　　正常情况下，眼底血管的血管壁是有弹性的，不会轻易出血。而当眼底长出新生血管的时候，由于新生血管没有正常的血管内膜组织，血管壁没有弹性，便特别容易出血。

　　当孩子用力揉眼，或者是不经意间受到外伤，碰伤眼睛的时候，这些新生血管就会破裂，导致很多血液进入眼底，就像是照相机镜头上沾了水，让人看不清楚东西。少量出血会影响孩子的视力，大量出血则会造成继发性眼内压增高，乃至形成青光眼。

更加可怕的是，在我们的眼睛里，有一个最关键的视觉敏感区，叫作黄斑区，大家可以把它理解为"眼睛里的特别行政区"，这个区域是我们看东西最关键的区域，位于眼底，一旦发生黄斑区出血，哪怕只有米粒儿大小的出血，孩子的视力也会瞬间永远完全丧失。

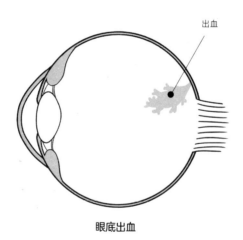

眼底出血

视网膜脱离

高度近视孩子的视网膜（也就是成像系统）会变薄，因为变薄的撕扯，视网膜上会产生裂孔，产生裂孔以后，很多眼内的液化玻璃体就会流到裂孔下，就像做鸡蛋灌饼时，鸡蛋流到饼下面一样，视网膜就会从里面鼓起来，在眼底照相下可以看出来，这种情况叫作"视网膜脱离"。

视网膜脱离的早期症状，是看东西时眼前有闪光或者黑影，如果有类似症状，一定要及时就医。

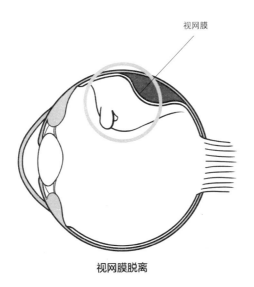

视网膜

视网膜脱离

但由于视网膜脱离的早期症状非常隐蔽，家长往往不太会注意到。一旦视网膜脱离面积变大，后果会很严重，孩子几天之内就可能完全丧失视力。在此提醒各位家长，如果你的孩子是高度近视，要定期带他到医院去查一下眼底，很多高度近视的孩子眼底周边会产生一些小的变性区和裂孔，最终导致在视网膜上出现裂孔。如果发现有裂孔，一定要尽早用激光把裂孔封闭，封闭了裂孔以后，就不容易造成视网膜脱离。

因此，高度近视的孩子，最好半年做一次眼底检查，防患于未然。

我有个年轻的朋友是一名跳水运动员，有一次参加某重大比赛，她在跳 10 米跳台的时候，入水有点偏。到了次日早晨，她发现自己一只眼睛突然什么都看不见了。

她立刻来找我，我经过一番仔细检查，发现了原因。原来，她本来就是个高度近视患者，这次入水的时候，强大的冲击力把她的视网膜撞裂了。

还好手术及时，再晚两天，她这只眼睛恐怕就保不住了。

所以，患有高度近视的人，在跳水、蹦极、坐过山车、拳击时请千万小心；而对像足球、篮球这种对抗性很强的运动，你的近视眼宝宝安心做个啦啦队队员就好了。

后巩膜葡萄肿

后巩膜葡萄肿，罪魁祸首还是眼轴变长，导致巩膜，也就是眼球的保护支撑系统变薄。正常眼球内部是有一定压力的，当局部的巩膜变薄，眼部压力增高，就会形成葡萄肿样突起。如果葡萄肿样突起严重，会直接影响到视神经黄斑区。最后可能导致视神经萎缩，黄斑变性，严重影响孩子的视力。最可怕的是，这种视力损伤一旦出现，是不可恢复的，即使花再多的金钱、再多的时间，也逆转不了了。

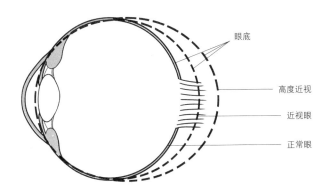

眼底

高度近视

近视眼

正常眼

眼轴的变化

继发性白内障和青光眼

儿童高度近视患者如果发生了视网膜脱离、眼底大量反复出血的情况，会造成眼压增高，继发青光眼，或者由于眼内出血变性，加上营养障碍，导致继发性白内障。

白内障大家都听过，这种病现在可不是老年人的专利了。它的表现可以理解为眼睛里负责变焦的镜头——晶状体变得模糊不清，导致视力障碍。正常的晶状体应该是透明的，而患上白内障后，晶状体就变混浊，无法将清晰的图像投射在视网膜上。就像一颗放置时间久了、已经变质的鸡蛋，蛋黄和蛋清混合在一起，蛋清不再透明。可不要小看高度近视导致的白内障和青光眼，它们都很可能会导致孩子永久的失明。

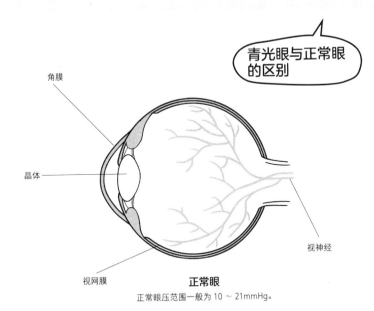

正常眼

正常眼压范围一般为 10 ~ 21mmHg。

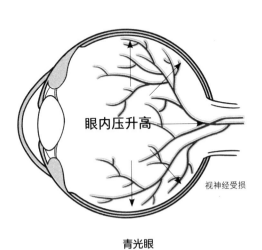

青光眼

当超过 24mmHg 时, 青光眼发病率增加。

● 高度近视，关乎下一代

"近视不就是个人的用眼过度吗，怎么就遗传了？"

高度近视人数占近视人群总数的 6%，也就是说，假如有 100 个戴近视眼镜的人，其中就有 6 个人是高度近视。高度近视在我们国家的发病率相当高，近十年，我们国家儿童的高度近视发病率更呈现逐年增加的趋势。

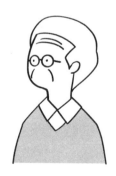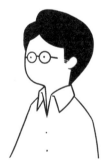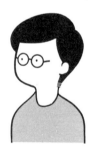

近视会遗传

高度近视是常染色体隐性疾病，遗传的概率非常高。从遗传学的角度来讲，近视是由一对致病基因决定的，如果两个近视致病基因在一个人身上出现，很大概率会有高度近视发病。也就是说，如果父母双方都是高度近视，那么孩子在没有医疗干预的情况下，很有可能也是高度近视。可以这样理解，在古代，皇帝持有一半兵符，而领兵在外的将领持有另一半兵符，只有这两半兵符遇合，持兵符者才能调动军队。

家长是高度近视，有办法干预孩子视力吗？

高度近视会遗传，难道家长们只能束手无策，眼睁睁地看着自己的孩子戴上厚厚的眼镜吗？

当然不是。只要家长们定期带着孩子去医院看视光门诊，跟进孩子视力的变化，根据孩子视力的发展情况，让医生给出专业的意见和科学的方法，便可达到让孩子不近视或者维持低度近视的目的。

从了解遗传学开始，给孩子一个好未来

了解完以上内容，我觉得必须要在这里特别倡议一下，年轻人交男女朋友，要特别注意，尽量避免男女双方都是高度近视，因为双方都是高度近视，遗传给子女的概率高达90%。为

避免这一点，不如提前规避遗传风险，防止把高度近视遗传给下一代，提高择偶视力标准。毕竟，谁也不希望下一代还未到来便成为高度近视的潜在患者吧？

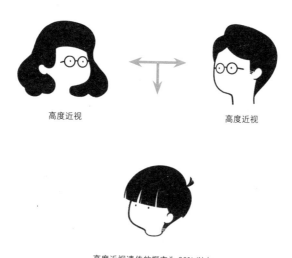

高度近视遗传的概率为 90% 以上

● 高度近视的科学治疗

高度近视如果在 1200 度以内,且 18 岁以后度数不再加深,是可以通过准分子激光手术治疗的。

激光手术虽然很先进,但是对超高度近视是无能为力的,而且激光手术并不能解决视网膜脱离、黄斑裂孔、后巩膜葡萄肿等并发症,因此,在孩子青少年时代,对其眼睛的保护、近视的防控是非常重要的。

因此,我再次提醒患有高度近视的父母,孩子的近视防治一定要从小做起、从早做起,尤其要注意对高度近视的防范。如果孩子已经是高度近视,更要密切关注孩子眼底情况,以免引发严重的并发症。切记不能掉以轻心,到时悔之晚矣。

第 7 章

家长必须掌握的眼科常识

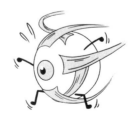

散光不可轻视，家长需格外留心

散光是什么？

在我们的眼科门诊接诊过程中，经常会有家长提出这样的问题：孩子的眼睛为什么会出现散光？散光是天生的吗？为什么我的孩子这么小就有散光了？诸如此类。

我这里还有一个简易散光自测法。通过这个简单的方法，就能知道孩子是否有散光，使用方法很简单：将散光盘视标固定在距离眼睛 2.5 米远的地方，遮住一只眼睛后注视视标，观察这个视标里的所有线条的特征，如哪条线的颜色更黑一些，或者哪条线更粗一些。

一旦发现某一条线，或某一个方向的几个线条颜色比较深，说明这只眼睛可能有散光，而眼睛所看到的颜色最黑的线条对应的数字乘以 30，就是孩子的散光轴向。

比如，孩子发现时钟 2 点和 3 点之间方向的线条最黑最粗，那么散光轴向就是 2.5 × 30=75，但是散光的具体度数还需要由医生进行进一步检查。通过这个方法，可以对孩子是否散光进

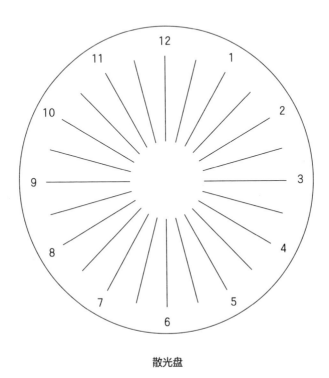

散光盘

行初判断。

我们还是用那个熟悉的比方，如果把我们的眼睛比作一部精密的照相机，我们的角膜和晶状体就相当于照相机的镜头。如果眼睛里的这个"镜头"的形状不是绝对规则的圆形，就会产生散光。

那么，为什么这个镜头会成为不规则的圆形呢？这就要讲到散光是怎么发生的了。

1.先天原因

散光一般是天生的，它与角膜的弧度有关。人眼的形状并不是天生完美的，有些人的角膜在某一区域的弧度较弯，而在另一些区域则较扁平。而正是眼球各个组成部分的异常或不协调导致了散光的产生。

散光在儿童眼科疾病中往往并不是单独存在的，有时候散光度数不正常，往往意味着宝宝患有某种眼科疾病。举个例子：儿童时期，若孩子散光度数很大，很容易患上弱视。此外，散光异常也可能是因为眼部的角膜、晶状体发生了改变，引发了一些常见疾病，如圆锥角膜、角膜炎、白内障等。

散光带来的一个直接后果就是视力模糊，因为眼睛要对视网膜上的模糊图像不断进行自适应调节，加上本身看东西形状扭曲变形，所以散光患者特别容易感到眼睛疲劳。

2.后天因素

散光和人的成长发育同样有很大关系，后天的一些不良的用眼习惯也会导致散光的加重。

（1）阅读姿势不正确

躺着、趴着、斜眼、眯眼等不良阅读姿势，都会造成眼皮不适当地压迫眼球，进而影响其正常的发育，造成散光度数增加。

（2）经常揉眼睛

很多人在眼睛不舒服时，或是眼睛由于过敏而发痒的时候，会用手大力揉搓眼睛，这时，眼球会向上移，揉搓时的压力便会汇集在眼球下方，造成角膜下方的弧度发生变化。而前面我们说过，散光的成因就是角膜弧度的改变，而揉眼睛正是使得角膜下方弧度发生了改变，自然就产生了散光。眼痒的时候轻轻揉，必要时找大夫开眼药水缓解。

3. 佩戴劣质眼镜

我一直强调，要给孩子选择好的、合适的眼镜，因为劣质眼镜大都是由一些无证工厂违规生产的，不仅设备简陋，而且严格控制成本，在镜片材料方面，通常使用树脂的基质不纯，佩戴这样的眼镜易引起视物变形或眩晕，导致色散效应大，产生视疲劳。因此，给孩子配眼镜时，一定不能图便宜，要到正规的医院和眼镜店。

散光的种类

从医学上讲，散光主要分为规则性散光和不规则性散光。其中大部分孩子的散光类型都是规则性散光，比例大概会占到95%，只有极小部分的孩子是不规则性散光。

1. 规则性散光

我们一般提到的散光，临床上就是指规则性散光，这一类散光，大部分是先天性的，主要由角膜异常引起。这种散光一般度数变化不大，矫正视力后都表现正常，跟普通近视无明显的差别。大部分儿童散光是小于 100 度的，属于生理性散光，家长不用担心，通过佩戴眼镜或者 OK 镜的方式可以进行矫正。

2. 不规则性散光

不规则性散光是指由角膜疾病造成角膜表面的凹凸不平而产生的散光，其中包括角膜炎、角膜溃疡、角膜瘢痕、圆锥角膜、白内障，等等。这种散光并不多见。对于这部分孩子，佩戴 RGP（硬性透氧性角膜接触镜）是比较好的选择。

孩子散光如何判断？

1. 家长如何判断孩子的散光是否需要治疗？

不同类型的散光应该怎么对应治疗呢？一般来说，医生判断的依据主要有两个：一是孩子的裸眼视力水平；二是孩子的散光度数。关于散光度数，一般分为以下四种情况：

（1）散光在 100 度以内，度数不高，并且孩子的双眼裸眼视力也在同龄孩子正常视力范围之内，可以不戴镜；

（2）散光在 100 度以内，度数不高，但孩子的双眼裸眼视力相比同龄孩子差很多，低于该年龄段的正常视力范围，这样的孩子就需要戴镜进行矫正了；

（3）如果孩子的散光高于 150 度，则不论孩子裸眼视力好坏，一般我们都建议戴镜，以免散光度数过高，影响孩子的视力发育，甚至导致弱视；

（4）如果散光超过 200 度，就是我们常说的大散光，更建议长期戴镜，散光度数越高越应长期戴镜。

所以，有散光的孩子，必要时一定要戴眼镜，至于什么时候戴，每个小朋友情况都不一样，需要经眼科医生一对一判断后决定。

我曾经接诊过一名 7 岁的孩子，检测发现，他的一只眼睛视力很好，但是另一只散光 400 度，因长期未矫正造成了弱视。一般孩子太小时都不会表达自己视力的问题，因此散光很容易被忽视，而且很多家长把孩子视物模糊、视力下降等症状当作是近视，却没有想到那可能是散光引起的。

这个孩子的妈妈知道是散光的问题后，表示很惊讶，因为她从未发现孩子的眼睛有问题。

在眼科判断标准中，散光 400 度已经属于比较严重的情况，通过佩戴眼镜矫正散光，再做弱视训练，最后经过治疗，才能达到正常的矫正视力。

因此，我在这里提醒家长，要时刻关注孩子的眼睛问题，因为儿童的视觉发育敏感期是 8 岁之前，一旦过了这个年龄，可塑性下降，便会错过最佳治疗时期，耽误孩子一辈子。

2. 孩子的散光通过戴眼镜是不是就能治好？

给孩子戴眼镜矫正散光，主要目的是让孩子看清东西，避免因散光而眯眼看，从而导致视疲劳，甚至弱视。因为散光会导致看东西模糊、有重影，这对眼睛健康是很大的威胁。

孩子散光，家长应该注意什么？

首先，我们的家长需要学会观察孩子异常的行为表现，比如喜欢眯着眼睛看东西，喜欢歪着头看东西等。一旦出现此类情况，就需要高度怀疑孩子眼睛出问题了——可能是散光，也可能是弱视，甚至是其他眼病。

切记，孩子学习看书时光线要充足，光线最好来自左前方；看书姿势要正确，不能歪头斜脑；不要在摇晃的车上看书，也不要躺着看书；家长在给孩子选择读物时要确保字体清晰，且字号不可太小。

此外，孩子连续看书时长不可超过一小时，每阅读 30 分钟需要休息 5 分钟；营养要均衡；多到郊外游玩，多看远处绿色旷野；需配眼镜者，应由医师检查后再配镜；同时，主动与学校取得联系，请老师积极配合。

儿童散光的治疗，主要依据视力的好坏与视疲劳的轻重而定，如果确定为规则散光，且没有引起视力障碍、没有视疲劳，可以不用治疗。

如果孩子有视疲劳症状，不管散光度数小大（即使散光度数很轻微），也需要散瞳验光，配以适宜的矫正眼镜。原则上全部散光度数都要矫正，但如果孩子散光度数过高，不能适应，可以先戴低度的矫正眼镜慢慢适应，适应之后，再佩戴矫正全部散光度数的眼镜。

我在这里提醒家长，还有两个后天的原因会造成孩子的散光：

（1）出生后的上眼睑下垂，有很多孩子会由于眼睑的压迫造成散光，因此上眼睑下垂要尽早手术。

（2）从小给孩子留长长的刘海，也会加重孩子的散光，因此，我们提醒妈妈要定期为孩子把刘海剪短，一般一个月修剪一次就可以了。

弱视就是看东西能力差？

什么是弱视？

我们理解的弱视就是"看东西的能力差"，但是孩子不会天生视力差，弱视真正的原因是因为一只眼睛"带坏"了另一只眼睛，或者两只眼睛都有问题。

孩子 0～6 岁是视觉发育最关键的时期，在此阶段，孩子的眼睛每年都会发生非常重大的变化。

在这个时期，如果孩子的眼睛出现超过正常值的近视、远

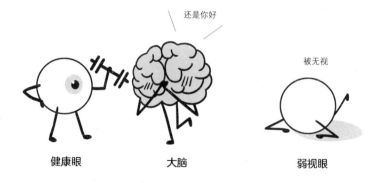

健康眼　　　大脑　　　弱视眼

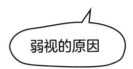

弱视的原因

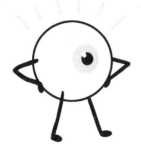

正常眼

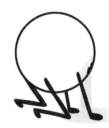

懒眼

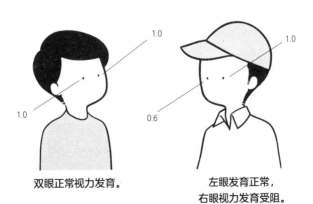

双眼正常视力发育。

左眼发育正常，
右眼视力发育受阻。

视、大度数的散光、斜视、双眼屈光度不平衡，以及一些先天性眼病（如先天性上睑下垂、先天性白内障等）等情况，令外界景物无法通过眼睛的屈光系统进入眼底成像，长此以往，就会造成孩子的视功能发育滞后，导致孩子的最佳矫正视力低于同年龄阶段的孩子，这就是弱视。

说得简单一点，弱视就是因为某种原因造成孩子视觉发育滞缓，视力低于同龄孩子水平，并且没法矫正成正常视力。

弱视是不是戴眼镜就能解决？

有的家长可能会说："弱视不就是视力不好吗，和近视的区别在哪儿呢？"我们的回答是，近视的孩子在配镜矫正后，视力可以达到同龄孩子应有的正常水平，而弱视的矫正视力仍然会低于同龄孩子应有的视力水平，甚至会远远低于同龄儿童的正常视力。

因为怕孩子戴上眼镜就摘不下来，结果一只眼睛"带坏"另一只眼睛，会造成更严重的后果。

我们在门诊上也经常碰到这样的孩子，临上小学了才发现一只眼睛视力不好，结果一查，一只眼睛 1.2，另外一只眼睛 0.1，单眼弱视。为什么之前就没有发现呢？主要是因为好眼太好了，孩子平时两只眼睛一起看，不会感觉到看不清楚，所以好的那只眼睛就耽误了弱视眼的及时治疗。

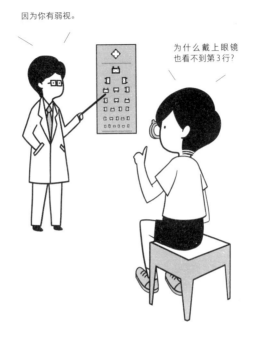

了解弱视的成因，密切关注孩子的变化

1. 斜视性弱视

如果某一只固定的眼睛总是处于偏斜状态，比如左眼一直偏斜，这种情况是最有可能引起弱视的。

由于斜视，双眼看同一个景物时会出现重影，为了消除重影引起的视觉紊乱现象，斜视眼的视觉就会被大脑抑制，大脑会选择不使用斜视眼的视力，这种长期被抑制就会形成弱视。

斜视最常出现的就是复视，比如孩子用两只眼睛会同时看见两个妈妈。

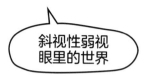

斜视性弱视
眼里的世界

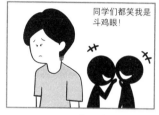

眼位异常

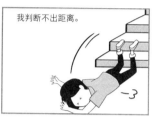

经常摔跤

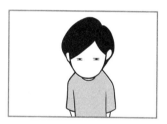

看东西眯眼

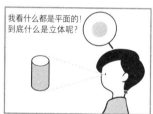

眼球震颤

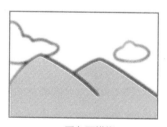

看东西模糊

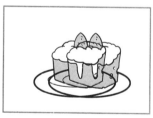

看什么东西都有重影

斜视还容易出现的就是混淆视，混淆视就是正常眼看见的小狗，与斜视眼看见的小猫同时重合在一起，就像一个照片底版上有两个人物同时曝光的情景。

这两种斜视的症状孩子是不能表达的，小朋友刚出现斜视的时候，复视、混淆视会导致孩子情绪不稳定、易激惹、苦恼、食欲低下、走路跌跌撞撞。

2. 两眼不均衡性弱视

两眼不均衡性弱视分为屈光参差和屈光不正两种情况。

屈光参差性弱视是指，当双眼的屈光度数不等时，屈光度较大的那只眼睛看东西时，在视网膜上的成像大小就会与另外一只眼睛不一样，从而导致双眼看到的东西在大小上没办法融合在一起。这个时候，视力较好的那只眼睛会更多地被使用，从而造成屈光参差性弱视。

一般情况下，两眼屈光度相差大于 150 度（近视或远视），或大于 100 度（散光），就属于容易造成弱视的屈光参差。

如果孩子的双眼屈光度相差超过 300 度，孩子眼睛的融像功能就会被破坏，双眼立体视功能就会被破坏，屈光参差相差越大，立体视被破坏的程度越严重。

屈光不正性弱视，表现为孩子的双眼均有明显的远视、近视、散光的情况，导致看东西模糊，即使配镜，视力也不能达到同龄孩子应有的正常视力。如果孩子远视度数大于 500 度、散光度数大于 200 度，会极大地增加发生弱视的危险。

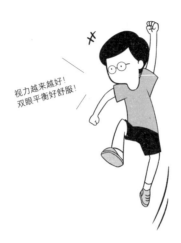

3. 形觉剥夺性弱视

此种弱视类型，缘于儿童在婴幼儿时期，由于先天性白内障、角膜白斑、上睑下垂等眼病遮挡瞳孔，致使光刺激不能完整地进入眼睛，剥夺了被遮挡的那只眼睛的黄斑接受正常光刺激的机会，使得处于发育阶段的黄斑由于生理性的光刺激不足，造成发育不良或停滞。

形觉剥夺性弱视是不太常见的弱视类型，这种类型比较严重，而且很难治疗。

弱视的诊断

家长应定期带孩子去正规专业的医院眼科检查视力，如果检查没有异常，建议半年复查一次；如果有异常，则需要及时治疗。一般 6 个月左右的孩子就可以做视力筛查，评估孩子的视觉发育状况了。

对于 3 岁以下的孩子，我们可以参照判断近视的一个方法，在生活中观察宝宝是否有弱视的可能。这种方法就是"激惹试验"：给宝宝的一只眼睛遮上纱布，如果宝宝表现正常，则问题不大；如果宝宝表现得很烦躁，急于把纱布扯掉，就说明眼睛有弱视的可能。

一旦发现了异常，就要去医院做验光检查。弱视的结果是不会体现在验光单上的，只能通过验光结果看出视力是否低于正常标准，这个需要由医生给出专业的判断。

家长可以在家和宝宝一起玩"海盗船长"游戏。家里所有的人都用纱布把一只眼睛遮起来，仔细观察，一旦宝宝有一只眼睛不愿意遮盖，妈妈爸爸应该立刻带孩子到医院做详细的检查。我的这个方法用了 40 年，拯救了数以千计的重度弱视宝宝的视力。

如果孩子弱视了，眼睛通过做特殊锻炼可以恢复

1. 弱视治疗的误区

在门诊期间，我听家长们说过很多奇奇怪怪的治疗弱视的方法，什么梅花针、中医按摩、激光、耳穴贴……还有家长说，已经花了十几万元寻找给孩子治疗弱视的偏方。其实，弱视的

治疗在国内外已然相对成熟，所以还是建议家长带着孩子去正规医院进行治疗。

前段时间门诊上遇到一个外地的家长，孩子今年六岁了，双眼都弱视，右眼 0.4，左眼 0.2，发现弱视半年，也没有配眼镜，在当地的一个康复机构做治疗，贴眼贴、做艾灸，做了四个多月发现效果不是很明显过来找我。就在这个家长跟我聊天的过程中诊室又进来另外一个家长，是一个老患者，也是弱视，我已经给他看了 15 年了，早就好了，他今天过来挂了我们视光门诊的号换眼镜，听说我在就进来跟我打声招呼，我赶紧让他跟那位家长分享分享弱视治疗的经验，他就说："弱视治疗没什么好方法，戴眼镜、做训练、穿珠子、弱视治疗仪、网络训练，只要配合治疗，大部分都能好，千万别想走什么捷径，什么按摩、熏蒸什么的，治不好都耽误了……"

这个家长最后说的话很关键，弱视治疗没有捷径，选对方法可以少走弯路是真的。

2. 从源头治疗，让视力回归

屈光不正性弱视，首先要矫正"屈光不正"，正确的光学矫正能够明显地提高弱视眼的视力。

大量研究显示，患有双眼屈光性弱视的儿童，甚至包括有斜视性弱视的儿童，仅仅通过配镜矫正，弱视眼的视力也会有实质性提高。通常儿童对眼镜有较好的耐受性，特别是当视力有所提高后，孩子看得越来越清楚了，就更能够接受眼镜了。

对于斜视性弱视，首先要通过手术治疗斜视再治疗弱视；而对于形觉剥夺性弱视，我们首先需要针对其形觉剥夺因素进行治疗，比如先做白内障、上睑下垂手术，等等。

在弱视加重趋势得到抑制后，我们可以采取遮盖的方式，让视觉被抑制的眼睛提高视力。

目前，我们的遮盖形式多采用压抑膜，就是在孩子的眼镜上贴一层薄薄的膜。传统的眼罩已然不太适合现在的孩子们，大家从小就知道辨别美丑，我们也需要考虑孩子的心理接受情况。

治疗 7 岁以下重度弱视的孩子，每天给予 6 小时的遮盖，就可以达到比较好的治疗效果。

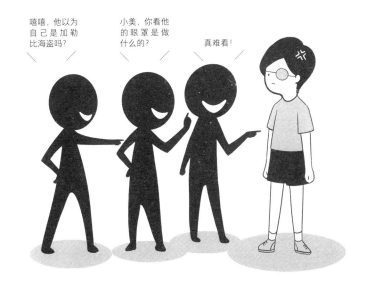

对于中度弱视的儿童，每天应给予 2 小时的遮盖。

对于 11 ～ 17 岁的青少年，遮盖的效果与之前是否进行过弱视治疗有关，如果没有接受过弱视治疗，遮盖疗法仍可提高弱视眼视力。

3. 日常小练习和网络训练，能起到大作用

在治疗弱视方面，穿针、串珠子也是两种很好的弱视训练的方法，即通过精细作业的方式来训练孩子的眼睛。

此外，我们还经常用到网络训练的治疗方式，通过在电脑上玩某种特定游戏，进行相应的视觉训练。这些游戏并不是普通的游戏，而是一种富有趣味性的治疗软件，把常规的视觉训练项目融入游戏里面，还会每 7 ～ 10 天自动更换训练模块，大大增加了趣味性和小朋友的配合度。

有的家长可能会问了，玩网络游戏会不会适得其反地伤害眼睛呢？

答案是不会的，网络训练的效果已经被实践证明，只要按照医嘱进行，就是安全有效的。

4. 即便孩子的视力没问题，也要密切关注孩子的视力情况

弱视里大多数是高度远视加散光，这样的孩子训练时不是"省着"用眼睛，而是要"使劲"用眼睛。

对于儿童弱视的治疗当然越早越好，随着年龄增长，弱视会变得越来越难治愈。弱视，归根结底是眼睛的视功能发育滞缓，我们眼睛的视功能会在 6 岁以前快速发育；6 岁以后会逐

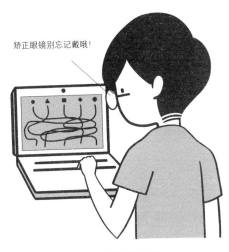

视琦网络训练课程

渐减慢；7 岁的时候，眼睛发育已经基本接近成年人。所以在眼睛快速发育阶段治疗弱视效果更好，事半功倍。

弱视治疗的成功率会随着患者年龄的增加而下降。

一般弱视的最佳治疗年龄是 3 ~ 6 岁，12 岁之后，治疗效果便不会很明显了。虽然这是事实，我们仍然认为，只要发现症状，不管患者当下的年龄几何，都应当进行治疗，并在治愈后定期检查。

● 斜视是什么，只是斜着头看东西吗？

斜视的原因

　　造成斜视最常见的原因是先天异常。我们的眼睛有 6 条肌肉，斜视是因为某一条眼外肌发育过度或发育不全、眼外肌附着点异常，或眼眶的发育、眶内筋膜结构的异常等，从而导致了肌肉作用力的不平衡，产生了斜视。

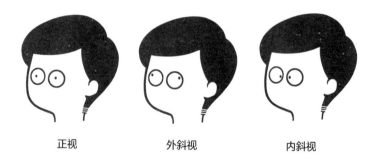

正视　　　　　　　外斜视　　　　　　　内斜视

在家也能发现孩子患斜视的方法

　　除此之外，有的斜视是长期的，有的斜视非常隐蔽。这种隐蔽的斜视，我们称之为"间歇性斜视"。也就是说，在一天中，孩子的眼睛大部分时间是正常的，仅有少数时间是斜视的。还有一种斜视，平时外观上看不出来，但当孩子格外注意一个物体的时候，就表现为脑袋歪向一边。对于这些"狡猾"的斜视迹象，粗心的家长很容易忽略。

　　下面我就来教你几招，如何发现这些隐蔽的"坏家伙"。

1. 家用手电筒筛查法

　　让孩子直视正前方，用一只光线柔和的手电筒调成最弱光的模式照射孩子的眼睛，根据孩子眼中的光点来判断孩子的眼位：

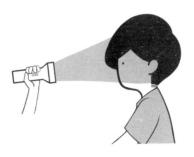

用手电筒的光来判断孩子眼睛的光点

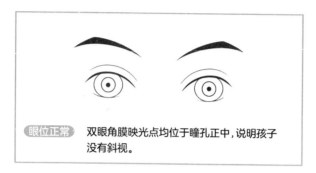

眼位正常 双眼角膜映光点均位于瞳孔正中，说明孩子没有斜视。

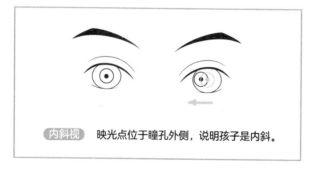

内斜视 映光点位于瞳孔外侧，说明孩子是内斜。

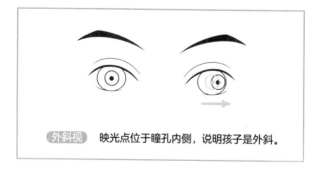

外斜视 映光点位于瞳孔内侧，说明孩子是外斜。

有的孩子可能是单眼斜视，有的可能是双眼斜视。在检查的时候要仔细观察。

2. 发现"歪脖子"法

有种特殊斜视可以导致儿童歪头看东西，这种现象称为斜颈，其中最常见的就是眼性斜颈，当妈妈发现孩子看东西的时候总是歪脖子，这时你可以和孩子玩"海盗船长"游戏——用纱布盖住孩子的一只眼睛。如果孩子的斜颈消失了，这时就要高度怀疑是不是眼性斜颈了，应该及时带孩子到眼科就诊检查。

3. 望远检查法

家长带孩子到户外的时候，可以让孩子看远处的树木、房子，如果发现孩子经常或者偶尔有一只眼向外侧偏斜出去，两眼看起来明显不对称，说明孩子有间歇性外斜视的可能。

4. 看近检查法

有些妈妈会说，孩子有时候看近距离的东西会"斗眼"，这时候我们可以用很小的图片、玩具让孩子近距离地玩 20 分钟，然后再用手电筒观察孩子的黑眼珠，如果发现一只眼珠跑到了内侧，说明孩子存在调节性内斜视。

5. 借助眯眼法

如果宝宝看东西的时候，总是喜欢眯上一只眼睛，尤其在户外阳光下，更容易出现这种情况，那便可能是有间歇性外斜视。有内斜视的孩子偶尔也会出现这种现象。

不要一说到"斜视手术"就害怕

前面我们说到了，患斜视的孩子应该早进行手术，然而一说到手术，家长们往往又开始纠结了。

我从事眼科工作 40 年，和我的专家团队成功为数万例患者做了斜视手术，其中最大的 65 岁，最小的仅 6 个月大。下面，我把我在临床上整理的家长们最关心的斜视问题罗列出来，与大家分享。

■ 斜视手术会不会引起视力下降？

答案是：不会。斜视手术属于外眼手术，不会进入到眼球里面去，因此也不会对患者的视力产生影响。即便是术后发生了短暂的视力下降，那也是手术后出现的视觉干扰等原因产生的一次性影响。

■ 儿童斜视手术"全麻"会影响智力吗？

答案也是：不会。全麻虽然有一定风险，但是所用的麻醉药物，很快会被机体代谢，不会留下后遗症，而且随着术中检测仪器的发展，麻醉的深度也得到了很好的控制，基本上能够做到术后很快苏醒。一般手术使用的吸入麻醉，就可以达到即吸即睡，即停即醒的效果，副作用少，孩子不受罪，家长也更为放心。

儿童斜视为什么不能一次性改"斜"归正？

家长在为孩子考虑斜视手术的时候，最关心的问题就是，斜视能不能改"斜"归正，一步到位？能不能不做第二次手术？

每次做手术前，我都会斩钉截铁地告诉家长，斜视手术做一次正位是可以的，做两次手术是常见的，做三次手术是少见的。为什么斜视手术有二次手术，甚至三次手术的可能呢？

第一种情况是分次手术。

一般来讲，对复杂型斜视来说，例如既有垂直斜视（也就是上、下斜视），又有水平斜视（也就是内、外斜视），一个方向的斜视术后可能会影响另一个方向的斜视角度，因此，手术会先针对一个方向的斜视，再针对另一个方向的斜视。这种手术方式，我们称其为分次手术。

第二种情况是为了防止手术后缺血。

有些孩子斜视度数很大，但是每只眼睛每次手术只能调整两条直肌，超过两条肌肉的手术，容易造成孩子眼睛的眼前节缺血反应，因此我们要分两次做手术。

第三种是因为有些孩子太年幼、不配合。

先天性斜视的孩子需要在两岁前手术，但是两岁前的孩子往往不配合检查，手术量不好计算，加上手术后孩子眼睛度数极易发生变化，因此存在二次手术的可能。

此外，有些没有双眼视功能的孩子也可能需要做一次以上的手术。原因是很多孩子斜视，由于发现晚了，或者家长拖延了时间，手术时孩子已经没有了立体视觉功能，手术后极易复发斜视。

当然了，不同的孩子还有很多种个体差异化的、让人意想不到的问题，这些都会造成孩子二次手术的可能。

说到这里，可能很多家长害怕了：二次手术的原因这么多，孩子到底做还是不做？我给大家送一颗定心丸：外斜视手术的一次手术成功率为94%以上，内斜视手术的一次成功率为85%以上，尤其我们已经使用了30年的绝招——儿童眼外肌调整缝线手术，当前有了新技术，手术成功率更是大大提高。

治疗斜视的方法：新型改良调整缝线手术和网络训练

为了解决儿童斜视再手术的难题，我和张丰院长、吴倩主任专家团队在儿童斜视的手术操作中，经多年临床实践，改良自创了眼外肌定量调整技术，使手术的一次成功率大大提高。

这种新型调整缝线在手术后的1～3天内都能够动态调整孩子的斜视度。调整缝线的时候，我们会给孩子眼睛滴一滴麻药，只需要3分钟，调整斜视度的工作就完成了。

我们专家团队通过这种调整缝线的手术，使斜视手术一次性成功率明显提高，再手术率明显降低。其在儿童斜视手术中的应用，也让我们对较小年龄儿童的手术一次性成功有了更大的把握和信心。

手术后的网络康复训练更是手术胜利的必要保障。

对于斜视手术后的孩子，我们还会采用一种特殊的控制斜视复发和回退的治疗方法：一种新型的网络训练法。斜视手术后，我们会根据孩子斜视的不同类型，为孩子配置一种个性化训练的软件，孩子通过戴红绿眼镜，使用电脑来学习和训练，这种新型的软件训练可以部分增加孩子的立体视功能、融合功能，达到间接控制斜视度数的作用。

通过实践我们发现，手术后做网络训练的孩子（尤其是外斜视的孩子）比不做网络训练的孩子的斜视正位率要高很多。相信以后随着科技的发展，会有更多的适合斜视孩子术后训练的新型软件问世。

色盲和色弱到底是什么？

色盲、色弱者的世界是黑白吗？

色盲和色弱是先天性遗传性疾病。

色盲是完全不能辨别某些颜色或全部颜色，色弱则是指辨别颜色的能力较差。色盲以红绿色盲为多见，红色盲者不能分辨红光，绿色盲者不能感受绿色。此外，还有一种是全色盲。

色弱主要是辨色功能低下，比色盲的表现程度轻，也分红色弱、绿色弱等。色弱者，虽然能看到正常人所看到的颜色，但辨认颜色的能力迟缓或很差，在光线较暗时，有的几乎和色盲表现得差不多。

色盲、色弱的测试

色盲和色弱的检查大多采用主觉检查，一般在较明亮的自然光线下进行，采用假同色图（通常称为"色盲本"）进行检查。

这种色盲本的原理是，用色调深浅程度相同而颜色不同的

贴纸粘贴处

贴纸粘贴处

你能看得清图上的数字吗？

点组成数字或图形，在自然光线下距离 0.5 米处识读。检查时，色盲本应放正，每一图呈现时间不得超过 5 秒。色觉障碍者辨认困难，读错或不能读出，可按照色盲表规定确认属于何种色觉异常。

还给孩子一个彩色的世界

色盲和色弱统称为色觉障碍，依据形成原因分为先天性和后天性两大类。

先天性色觉障碍终身存在，目前尚缺乏特效治疗方法，可以有针对性地利用佩戴红或绿色软接触眼镜来矫正。有人试过针灸或中药治疗，据称有一定效果，但仍处于临床研究阶段。

由于色盲和色弱是遗传性疾病，可传给后代，因此，避免近亲结婚和婚前调查对方家族遗传病史，以及采取措施减低色盲后代的出生率，不失为有效的预防手段。

少数色觉异常为后天形成，如患有某些眼底病、青光眼等，这类眼病引起的色觉障碍程度较轻，且随着原发性眼病的恢复会逐渐消失。

● 眼药水的选择和使用技巧

轻松给孩子上眼药水的正确方式

在日常门诊工作中，我们发现很多家长对如何给宝宝点眼药水很苦恼，经常是家长累得满头大汗，孩子也哭得声嘶力竭，可是眼药水还没有点进去。那么，到底如何正确给宝宝点眼药水呢？

第一，在点眼药水之前，家长应该检查药物的名称、生产日期、有效日期，避免使用过期药品。仔细阅读药品使用说明书，千万不要点错药水，误将其他药水比如滴鼻剂、口服滴剂，甚至脚气水等滴入宝宝眼内。可能你会觉得匪夷所思，但是我在门诊上确实遇到过很多这种粗心家长。如果真的出现了点错药水的紧急情况，要尽快用清水冲洗眼睛，并及时到医院就诊。

第二，如果在滴眼药水之前，家长发现孩子眼睛里面或者周围有分泌物或眼膏，应该先用消毒棉签擦干净，再给孩子滴眼药水。

第三，为了防止交叉感染，在给孩子点眼药水前后，家长需要清洁双手。尤其是给患有红眼病的孩子点药时，要防止因家长点药手部的污染或者眼药瓶口污染，将细菌病毒带至宝宝原本健康的眼睛或者大人自己的眼睛里，造成传染的情况。

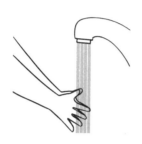

洗手，可以避免手上有脏东西，造成眼部感染。

在滴眼药水的时候，应让孩子躺着或者坐着，孩子的头略微向后仰，同时保持眼睛向上看。家长用左手拇指或棉签轻轻扒开孩子下眼睑，右手拿着眼药瓶，把眼药水点在下眼睑和眼球之间的空隙。滴好眼药之后，家长要嘱咐孩子闭眼 1 ~ 2 分钟，使整个眼球表面的眼药水充盈。

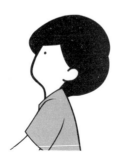

头部后仰，眼睛向上望。

这其中有一些注意事项：

第一，点眼药水时动作要轻柔，不要压迫到宝宝的眼球。

第二，点眼药水应距离宝宝的眼睛 3 ~ 5 厘米，以免碰到睫毛，污染瓶口，而且保持适当的距离，可以预防宝宝因为不舒适猛烈摇头的时候碰伤眼球。

第三，家长要注意，眼药水不要直接滴在黑眼球上，因为黑眼球表面的角膜是很敏感的，滴上眼药水会感觉不舒服。正确的做法是，把眼药水点在孩子下眼睑和眼球之间的空隙。在滴眼药水的时候，眼药瓶也不要碰到眼睑、眼球和眼睫毛，如果碰到了，孩子可能会反射性地闭眼。

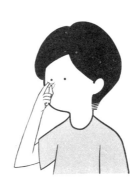

用食指轻轻将下眼睑拉开，呈一个钩袋状。

　　第四，眼药水每次只需要滴一滴。有的家长好奇，每次多滴几滴，是不是好得更快呢？实际上，结膜囊最多只能容纳 20 微升的药液。一般来说，一滴眼药水的体积为 30 ～ 40 微升，因此每次点一滴就足够了。

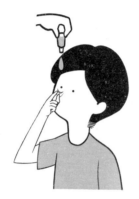

将药液从眼角侧滴入眼袋内 1~2 滴。

　　点完眼药水之后，有哪些要注意的呢？

　　首先，有一些眼药水是会引起全身反应的，比如临床上常用的阿托品等，对于这一类的眼药，点完后应该压迫泪囊 2 ～ 3 分钟，防止药液经过泪道流入泪囊和鼻腔。

　　其次，如果需要给宝宝点两种以上的眼药水，每种需要间隔 3 ～ 5 分钟，不能连着点。

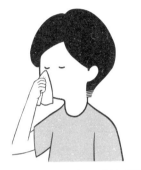 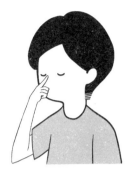

轻轻闭眼 1~2 分钟，用药棉或纸巾擦拭流溢的药液。

闭眼的同时用手指轻轻按压内眼角。

第三，点药后如果孩子眼睛红肿加重，觉得眼睛刺痛、痒或灼热感等不适，或者在滴完眼药之后无故开始哭闹，应该马上停用，并且及时到医院就诊。

眼药水还好，眼药膏怎么上？

刚才我们说到的是点眼药水前后的注意事项，如果孩子太小，点眼药水实在困难，我们也可以使用眼药膏。因为小宝宝睡觉的时间长，在每次睡长觉的时候给孩子上眼药膏，也同样能达到治疗的目的。

具体的操作方法是：等小宝宝睡熟了，轻轻扒开下眼睑，在眼皮内挤进绿豆大小的一点眼药膏就可以了。家长可以用棉签或棉球将宝宝眼睑周围和睫毛上的油膏擦拭干净。

● 药水如何分类？如何选择散瞳眼药水？

　　讲到眼药水，首先要告诉大家的是，眼药水如无必要，尽量少用。当下，人们普遍将眼药水作为眼睛的保健品作常规使用，这是很不可取的。

一般眼药水的分类

　　一般眼药水总体来说可以分为三大类：

　　第一类，抗感染眼药水

　　包括抗生素类、抗病毒类等眼药水。

　　辨别方式：

　　抗生素类，如氧氟沙星、妥布霉素、氟哌酸等都属于抗生素；

　　抗病毒类，如更昔洛韦、阿昔洛韦、干扰素滴眼液、无环鸟苷等。

　　药品中含以上成分名称或明确带有"杀菌"字样的，均为抗感染眼药水。

用途：

抗生素类，用来治疗细菌性感染；

抗病毒类，用于眼睛的抗病毒感染，如流行性出血性结膜炎等。

特别提示：

没有一种眼药水可以对抗所有感染，使用抗感染类眼药水时，必须根据具体病情，选用不同的眼药水。

第二类，保湿润滑类眼药水

辨别方式：

人工泪液、眼表的润滑剂等均属此类。常见成分如透明质酸钠（玻璃酸钠）、硫酸软骨素、聚乙二醇等。

用途：

湿润眼睛、缓解不适，适用于干眼症的患者。

特别提示：

市面上的人工泪液有十几种，建议选择不含防腐剂的品种使用。

第三类，激素类眼药水

辨别方式：

成分名字常带有"××松""××龙"等字样。

用途：

可以用于过敏性结膜炎、葡萄膜炎等免疫系统性眼病。

特别提示：

此类药水请在眼科医生指导下使用，长期使用可能会诱发激素类青光眼，使用需谨慎。

散瞳孔类眼药水分类

散瞳孔类眼药水（散瞳剂），主要是在检查眼底以及验光配镜时使用。依据恢复时长可分为以下三种：

长效散瞳剂——阿托品，使用后瞳孔一般需 25 天可恢复正常；

中效散瞳剂——赛飞杰，使用后瞳孔一般需 3 ~ 4 天可恢复正常；

快速散瞳剂——美多丽，使用后瞳孔一般需 3 ~ 4 个小时即可恢复正常。

最后强调一下，眼药水还是属于医疗药品的范畴，建议不要自行上眼药水，眼药水不可滥用，家长最好带孩子去正规医院眼科进行检查，将自己的病症跟医生充分沟通后，遵医嘱用药。

后记

　　早在 37 年前，当我还是一名年轻医生的时候，有一个病例直到今天仍然让我记忆犹新。

　　我记得来看病的孩子泪流不止，疼得直用头撞墙。经过诊断，我发现这孩子的角膜上有一道长长的伤疤。由于炎症与青光眼的并发，他的眼球已经严重变形，甚至已经失去了视力。

　　为了减轻孩子的痛苦，我们给他做了眼球摘除术。摘下眼球后，我在伤口处居然用镊子拔出一株有根须的小草！

　　我赶紧向孩子的母亲询问孩子的病史，原来，孩子之前在收割的时候摔了一跤，不巧，一颗草籽进到了他的眼睛里。

　　人的眼睛是非常好的营养环境，这颗草籽悄悄在眼球深处不断生根发芽，最终导致孩子得了严重的青光眼，不得不摘除眼球。

　　眼睛是人们一生中认识世界最初，也最重要的通道。这名患者如今也是个中年人了。童年时的一个小小意外，因为未及时就医，让他永远失去了看世界的能力，每每想起都令我唏嘘不已。多年来，也无时无刻不在提醒我，让孩子的父母尽早了解孩子的眼睛、保护孩子的眼睛，会对孩子未来的漫长人生产生多么深刻的影响。

白居易有诗云：

早年勤倦看书苦，晚岁悲伤出泪多。

眼损不知都自取，病成方悟欲如何。

夜昏乍似灯将灭，朝暗长疑镜未磨。

千药万方治不得，唯应闭目学头陀。

每个孩子都有看清世界的权利，但医生不是万能的神。从医路上，总是伴随着种种力克难关的欣喜和种种无能为力的遗憾。从医数十载，唯愿尽我所能，将更多的关怀与希望传递给更多读者朋友，让家庭成为守护孩子眼睛的第一站，留给孩子成长过程中的遗憾少一些，再少一些。

不如让我们从此刻开始，一起拨开遮住孩子视野的迷雾，为孩子的未来打造一个色彩斑斓、清晰可见的世界。

2020 年春

儿童屈光发育档案

初 次 检 查

项目	右眼	左眼	备注
屈光检查			6 个月以上
眼位检查			6 个月以上
视力检查			3 岁以上
裂隙灯眼前节检查			3 岁以上
角膜曲率检查			3 岁以上
眼轴检查			3 岁以上
眼底检查			3 岁以上
色觉检查			3 岁以上
立体视检查			3 岁以上

发育过程跟踪

日期	眼别	视力	屈光	眼轴	身高	备注
	R					
	L					
	R					
	L					
	R					
	L					
	R					
	L					
	R					
	L					
	R					
	L					

50

05

36

63

92

29

红绿模拟视标
使用比视标
自测孩子的视力或眼镜度数

使用说明：

没有戴过眼镜的孩子可以裸眼看此视标，已戴眼镜的孩子可以戴着眼镜进行检测。

将红绿模拟视标放在距离眼睛 2.5 米远的地方，遮住一只眼睛，根据自己的视力水平，选择适合的大小，比如先看红色区域里面的数字"36"，再看绿色区域里面的数字"63"，对比之下，观察哪边的数字能看得更清楚。

如果红色区域里的数字更清楚：

A. 没戴过眼镜：说明眼睛有点近视了。

B. 已经近视且戴眼镜：说明眼镜度数已经不足。

如果绿色区域里的数字更清楚：

A. 没戴过眼镜：说明还有点远视。

B. 已经近视且戴眼镜：说明目前近视眼镜的度数可能过高。